亚健康

中医调理术

田纪钧 著

人民卫生出版社

图书在版编目（CIP）数据

亚健康中医调理术 / 田纪钧著 .—北京：人民卫
生出版社，2019

ISBN 978-7-117-28272-7

Ⅰ.①亚…　Ⅱ.①田…　Ⅲ.①亚健康 – 防治②养生（
中医）　Ⅳ.① R441 ② R212

中国版本图书馆 CIP 数据核字（2019）第 047753 号

人卫智网	www.ipmph.com	医学教育、学术、考试、健康， 购书智慧智能综合服务平台
人卫官网	www.pmph.com	人卫官方资讯发布平台

亚健康中医调理术

著　　者：田纪钧

出版发行：人民卫生出版社（中继线 010-59780011）

地　　址：北京市朝阳区潘家园南里 19 号

邮　　编：100021

E－mail：pmph @ pmph.com

购书热线：010-59787592　010-59787584　010-65264830

印　　刷：北京画中画印刷有限公司

经　　销：新华书店

开　　本：710×1000　1/16　印张：16

字　　数：252 千字

版　　次：2019 年 4 月第 1 版　2019 年 4 月第 1 版第 1 次印刷

标准书号：ISBN 978-7-117-28272-7

定　　价：42.00 元

打击盗版举报电话：**010-59787491**　**E-mail：WQ @ pmph.com**
（凡属印装质量问题请与本社市场营销中心联系退换）

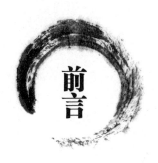

前言

中医药学凝聚着中华民族几千年的健康养生理念及实践经验，我们要认真汲取，深入研究，科学总结，并大力发扬。现代医学的"亚健康"，指尚未发展成病的介于健康与疾病之间的状态，医疗卫生的重点不应只放在有病的群体，更应防微杜渐、未雨绸缪，注重亚健康人群。

中医强调"病者，疾加也"，是说"疾"严重了才发展成"病"，所以"疾"也称"未病"，与"亚健康"概念相似。中医还强调，"病已成而后药之"是技术不精医生之所为，"治未病"才是道深术精的"上工"之所为，从中可以看出中医理念的独到之处和前瞻性。

本书以传统中医养生学为基础，汲取现代预防医学的精华，以"心理躯体心为先，疾病有别疾为主，调治结合调为重"为纲，以养生调摄之说、练功修身之道、导引健身之术和按摩却病之法的认知和观点，调理以及治未病。调理和治疗的方法，涉及手法、针刺、药食、抻筋和氧调理等多种，观点新颖、独到，方法安全、有效。

本书在编写过程中，参考、借鉴或引用了多部著作的思路、方法或内容，谨向作者致以诚挚的敬意和衷心的感谢。

本书瑕疵、不足之处定不可免，敬请专家和读者不吝赐教，以使本书更加严谨、完善和实用。

田纪钧

2018年10月

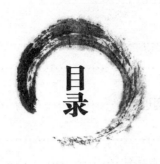

目录

第一章 总 论

第一节 亚健康的定义及诠释

一、亚健康的定义

亚健康的定义很多，从不同角度进行界定有助于我们深入理解。

1. 人的身体功能无明显或明确的疾病表现，但却表现出活力降低、生理功能和代谢功能低下、对外界适应能力呈不同程度减退，这种状态我们称为"亚健康"，是一种既非健康，也非疾病的生存状态。世界卫生组织（WHO）对健康的定义是："健康是整个躯体、精神和社会都很完美的状态，而不仅仅是没有疾病或身体虚弱。"但是，世界卫生组织的一项全球调查结果显示，真正符合健康的定义，达到健康标准的人群只占5%，约20%的人处于需要找医生诊治的疾病状态，而其余75%的人都处在介于健康和疾病之间的"亚健康"状态。

2. 亚健康，是人体对各种致病因素的一种反应，不是独立的单病种功能性疾病。不良的生活方式、恶劣的环境、遗传和健康服务不到位等致病因素，是引起亚健康状态反应并继而引发多种疾病的根源。因此，亚健康状态上有因、下有果，不能认为它是"生病之源"和"罪魁祸首"。

二、对亚健康的诠释

随着对亚健康认识的不断深入，一些误区也接踵而来。学者从多方面观察、分析、研究，发表了各自的见解，这对我们准确了解、诊断和调理亚健康，有着至关重要的意义。相关学者的主要论述如下：

（一）亚健康中可能隐藏的恶疾

近年来，不少医生在临床工作中发现，一些所谓亚健康者，实际上是疾病患者，有的还相当严重。当初的亚健康状态其实是某些疾病的早期阶段，也就是亚临床（隐性）阶段。所以，当患者出现一系列原因未明的不适时，不要轻易下亚健康的结论，这样容易延误诊治。

如一位年轻白领，经常感到疲乏，精神紧张，有时腹胀，排便次数多，睡眠差。他做了多次体检，结果都在正常范围。医生告诉他这是功能性疾病，属于亚健康状态，只要注意劳逸结合，加强营养，增加体育运动就可以了。半年后，他被诊断出患了结肠癌。

另一位中年男职员，因疲劳、无力、厌食、记忆力减退、精神抑郁、工作效率低，一年中先后到多家医院就诊，大多告知为亚健康状态。后来医生详细回顾了其病史，并为他进行了甲状腺功能等相关检查，最终将其诊断为甲状腺功能减退，施以甲状腺素等治疗，其病情大为改观。

（二）亚健康不是不明诊断的"废纸篓"

目前，亚健康尚无准确的定义，且无明确的诊断标准，我国更未做过系统、正规的人群普查，而且国内尚有部分人因经济或其他各种原因从不就医检查，所以这70%的结论可能是在特定（亚健康多）的人群中抽样调查的结果，或是简单地估计、推算。把不够健康标准和没有被认真排除重要疾病的人，轻率地归纳到亚健康人群中是不对的，因为其中有可能存在隐性疾病患者。

亚健康一词，在英文词典中查不到，它与发达国家所指的"慢性疲劳综合征"近似。近期，美国几个疾病控制中心报道，18岁以上成人慢性疲劳综合征的发生率为0.004%~0.02%，与国内估计的70%悬殊甚大。

（三）健康的标准是三维的

健康的标准是人为划定的，并无真正的"金标准"。有些人某个器官的形态、结构和功能出现异常，即被认为患有相应的疾病；有些人可能有心理问题，心情不舒畅，也会造成身体不舒服，是身心方面的疾病；有些人躯体与心理都健康，但不能适应社会工作，见到同事和领导就感觉别扭，不合群，因此不愿意上班，工作无效率，这叫社会适应不良，也属于不健康的状态。世界卫生组织提出，现代健康的标准是躯体、心理和社会适应能力三方面均完美。故评价人们是否健康应从这三方面综合判断，而不是仅看是否有病。目前，大多数机构的健康评估，仍然只针对躯体健康状况。只要检查未发现躯体疾病，被检查者又有症状，便下"亚健康"的结论。这不但会漏诊一些身心疾病和心理障碍性疾病，更会漏诊一些亚临床（隐性）阶段的疾病，尤其是各种恶性肿瘤早期阶段和其他重要疾病。

（四）亚健康不是功能性疾病的新病种

有人认为亚健康属于功能性疾病，其实，这种认识是错位的。功能性疾病也是一大类疾病，是指经检查未发现器质性病变，如心脏神经官能症、肠易激综合征、功能性消化不良等。这类患者很痛苦，理应受到关爱。亚健康状态只不过是人体对各种致病因素的一种反应，是混杂的，不是独立的单病种功能性疾病。

有些人因果倒置地把亚健康本身看成是"生病之源"或"罪魁祸首"。其实，引发多种疾病的根源是不良的生活方式、环境因素、遗传因素和健康服务不到位等。

（五）确定亚健康的前提是必须排除疾病

大多数恶性肿瘤的发病过程都有隐性阶段。它们悄悄袭来的早期，可能毫无症状，不会引起人们警觉，或慢慢地出现类似慢性疲劳综合征的非特异性症状。前面介绍的就是将亚临床期的癌症、甲状腺功能减退误诊为亚健康的实例。美国疾病预防控制中心特别指出，诊断慢性疲劳综合征之前必须严格除外其他已知和常见的疾病，病程至少超过6个月，还要排除可能出现类似慢性疲劳综合征的其他疾病，如甲状腺功能减退、发作性睡眠病、抑郁症、精神分裂症、额叶肿瘤、亚急性感染、酒精依赖和药物不良反应，等等。

（六）健康是动态变化的

很多人目前可能健康，以后可能就不健康了。因此，人们不要仅满足于亚健康的结论，特别要警惕某些疾病的亚临床期隐藏着的不安全因素。出现原因未明的食欲减退、体重下降、出血、贫血、头痛、胸痛、腹痛、下咽困难、呕吐、腹泻、便秘、抑郁、发热、晕厥等报警信号时，要立即就医，避免出现严重后果。大多数恶性疾病是多因素、多阶段的从健康向疾病发展的潜移默化的复杂过程。人们出现不适症状时，不要私自用药，以免掩盖病情。若再出现药物反应，那就更是雪上加霜了。

建议管理机构，对高危人群的定期筛查是非常必要的，应给他们建立健康档案，制定全方位的监控计划，采取有效的监测措施和进行必要的健康教育。

（七）亚健康与慢性疲劳综合征的关系

亚健康是指状态，而慢性疲劳综合征（chronic fatigue syndrome，CFS）是指疾病，二者不相同；但它们在病因病机和症状方面有很多相似之处，在临床上也很难截然分开，又应视为相同。为此，亚健康与慢性疲劳综合征之间的关系，学术界目前尚无定论。一种观点认为，二者实同名异；另一种观点则认为，亚健康与慢性疲劳综合征有着本质的区别，前者调理即可，而后者必须进行治疗。所以，"慢性疲劳综合征不是病，只不过是一种亚健康状态，多休息、加强锻炼就可以了"的观点是错误的。慢性疲劳综合征是一种严重的病态，不进行认真治疗就不可能痊愈，如果长时期得不到正确治疗，不但症状会逐渐加重，还极易导致"过劳死"；而亚健康，是介于健康与疾病之间的一种状态，它有"症状"，但缺乏可以诊断为疾病的指标，虽不算疾病，但也不健康，如果调理得当就能恢复到健康，而调理不得当就发展成疾病。实质上，疲劳的机体是无法承受超负荷运转的表现，人们长期超负荷运转，组织器官内就会积聚大量阻碍机体生理活性的有害物质，致使免疫力下降，内分泌失调，最终引发许多疾病。可以说，疲劳是现代人的百病之源，是躲藏在我们身边静悄悄的杀手。法国心理学家皮埃尔比加尔说："疲劳不可等闲视之，应当将它看做是一种求救信号。"英国科学家贝弗里奇也说:"疲劳过度的人是在追逐死亡。"

慢性疲劳综合征是一个新的诊断名词,1987年由美国疾病控制中心(CDC)正式命名,又称"慢性疲劳免疫缺陷综合征""特发性慢性疲劳"或"雅皮士流感",指以慢性或反复发作的极度疲劳,持续至少半年为主要特征的综合征。其好发于20~50岁年龄组,其中绝大部分为30~40岁的职业女性。不难预测,随着社会竞争的日趋激烈,以疲劳为主要症状,伴失眠、头晕、头痛、情绪不好而就诊的疲劳综合征患者,将有增无减。

(八)心脏跳动几十亿次而不衰的原因的启示

心脏每收缩和舒张一次所经历的时间叫作一个心动周期,心跳频率以每分钟75次计算,每一心动周期为0.8秒。其中,心室收缩期约占0.3秒,心室舒张期约占0.5秒,舒张期比收缩期稍长,可使血液充分回流到心脏,并能保证心肌有充分休息时间,不易疲劳。均衡运动,逸大于劳,这是心脏生命力强,几十年、上百年,跳动几十亿次而不衰的关键。

人类心脏收缩、舒张的节律性,值得有心人学习和参悟。我们应向心脏学习,要重视劳逸结合,动静平衡,特别发挥恬静和闲逸的积极作用。中老年人更应高度重视修静沉稳,充分休息,和缓节奏,不妄过劳,劳逸结合,逸多于劳,以静滋动,以逸补劳。

(九)智力、体力、情绪高潮和低潮兴衰周期变化是有规律的

科学家发现,凡是有生命者,其生命活动都有内在的节律性,这种节律性也称为生物钟。生物钟现象是所有生命的特点,无论是单细胞生物,还是多细胞动物、植物。生物钟有力地保证了生物个体和物种的存在。

生物钟的周期有长有短。有些节律以24小时为一个周期,如人在一天体温有明显变化,白细胞的数量白天减少,皮肤细胞分裂繁殖白天慢晚上快,肾的排尿量白天多于夜间,脑出血等疾病夜晚比白天更易出现,各种疾病引起的死亡高峰往往出现在凌晨,睡眠和觉醒也有周期,等等。

有些节律以1个月左右为一个周期,人体存在着智力、体力、情绪三种生物节律,都有其各自恒定的高潮和低潮兴衰周期,其周期分别是:智力为33

天，体力为23天，情绪为28天。

有些节律则以1年为一个周期，如每年五月是少年生长发育最快、最好的月份等。

（十）情绪在于自我调节

一个人的心境、情绪如何，关键在于自己的心态。生命是短暂而美好的，那我们就应该好好地调整自己的心态，与生活接轨，去拥抱生活，快乐地生活，享受人生，品味人生。养成"享受快乐亲情，痛苦不去咀嚼，阳光向上奋进，不求回报感恩"的心态。

第二节　疾与未病——中医学对亚健康的认识

要说中医学的未病，就得先了解中医学的健康、病和疾的概念。

一、中医学对健康、病、疾的认识

1. 对健康的认识　中医学认为，健康就是"正气存内，邪不可干"。也就是说，人体的正气和内在调节功能正常，各种"邪"（即病理因素）就不能侵袭人体，这就是"阴平阳秘，精神乃治"的健康状态。或者说，健康就是人体的正气与自然界之邪气、形与神合一，以及人体内在环境各要素之间处于一种相对平稳和谐的状态，高度概括就是"阴阳平和态"。这里的"平和"，对体内环境来说，是指相对平稳和谐的状态，对体外环境来说，是指人体的"正气"强，强到足以抵御"邪气"侵袭的对比和谐的状态。

2. 对病的认识　中医学认为，病就是"邪之所凑，其气必虚"。也就是说，当人体的正气和内在调节功能低下时，各种"邪"（病理因素）就能够侵袭人体，使人体处于"阴阳失衡""形神不一"的有病（不健康）状态，属"已病"范畴；而愈病时，则是靠人体正气的恢复和内在调节能力的协调控制，达成平衡，即又回归到无病的健康状态。

3. 对疾的认识　中医学认为，疾加重才是病，所谓"病，疾加也"，即疾是比病轻的，不易察觉或不可见的阴阳、气血、脏腑、营卫不平衡的小病，属"未病"范畴。

综上所述，疾即"未病"，与亚健康是相同的概念。这远远早于20世纪80年代才首次提出的"亚健康"。

二、中医学对"未病"的理解和阐释

（一）"疾"与"病"的认识

"疾病"中的"疾"即"未病"，不是无病，而是不易察觉或不可见的阴阳、气血、脏腑、营卫不平衡的小病；而"病"即"已病"，是"疾"进一步发展到易于察觉或可见的程度，正如《说文解字》中解释的"病，疾加也"。

陆懋修在《不谢方·小引》中说："疾病二字，世每连称，然今人之所谓病，于古但称为疾，必其疾加之甚，始谓之病。病可通言疾，疾不可遽言病也。子之所慎者疾，疾者未至于病。病之为言困也，谓疾至此困甚也。故《素问·四气调神大论》曰：'圣人不治已病治未病，病已成而后药之，譬犹渴而掘井，斗而铸兵，不亦晚乎？《经》盖谓人于已疾之后，未病之先，即当早为之药，乃后人以疾为病，认作服药于未疾时，反谓药以治病，未病何以药为？不知《经》言未病。正言已疾，疾而不治，日以加甚，病甚而药，药以无及，未至于病，即宜药之，此则《黄帝内经》未病之旨，岂谓投药无疾之人哉？"这段话是说，中国古代认为，疾、病二字是有区别的，而我们现在所说的"病"，古代称为"疾"，只有当"疾"加重以后，才可以称为"病"。疾、病都可以称为"疾"，但是不能把"疾"直接称为"病"。所以圣人不等病已经发生再去治疗，而是治疗在病发生之前的疾。如同不等到乱事已经发生再去治理，而是在发生之前治理它。如果病已发生，然后再去治疗，乱子已经形成，然后再去治理，那就如同临渴而掘井，战乱发生了再去制造兵器，那不是太晚了吗？为此，我们要注意不要染"疾"。虽然"疾"轻浅，还未显露，或者说未发展到"病"那样严重的程度，但由染疾发展到患病，患者就会感觉到痛苦，也就延误了阻断由"疾"发展到"病"的最佳时机。

（二）健康状态不是没有"邪"的存在

中医学对疾病的发生、发展，认为是邪、正两方的矛盾过程。历代医书中早有"邪盛正衰""邪正相搏""正盛邪退"等记载，因而采取扶正、祛邪等积极治疗措施。

健康，不等于没有"邪"的存在，因为由疾病向健康转化的过程，是由于人体正气的自身调节，使"邪"不能干扰破坏"正"的整体和谐自稳状态，即"邪不压正"。所以，治疗疾病，并不要求必须是"邪"的彻底消灭，而只要达到"邪不压正"即可。也就是说，治病的实质就是追求人体平衡、中和，以及通达能力最佳化的健康状态，也就是干预人体由"邪盛正衰"到"邪正相搏"，直至"正盛邪退"恢复人体自我平衡状态这一过程。

（三）疾病是消灭不了的

疾病与健康是处于动态平衡状态（即平稳、和谐、通顺状态）之中的，也就是当"阴阳互根""阴平阳秘，精神乃治""形神合一"时就能健康长驻，达到"形与神俱，而尽享天年，度百岁而去"的人生最高追求；如果"阴阳失衡""形神不一"时则为病态，不但病痛缠身，更达不到"形与神俱，而尽享天年，度百岁而去"。可见，如果人体内自稳调节能力偏盛或偏衰，就会导致这种动态平衡紊乱、异常，也就会出现疾病的症状。此外，除了外邪，精神意识活动也可能出现不平衡状态，导致人体动态平衡的紊乱、异常，造成疾病状态，有时甚至也会引起死亡，故有"得神者昌，失神者亡""神转不回，回则不转"等说法。所以，中医的奠基之作《黄帝内经》开篇就说"阴平阳秘，精神乃治"。由此我们可以简而化之来考量，那就是：平衡就是"健康"，不平衡就是"疾病"。

（四）"未病"与"已病"的调理方法不同

笔者认为，对"未病"（即疾），基本可以不用药，而用诸如坐禅、观想等养生功法调节体内"阴阳"，使之平衡而愈；对"已病"（即病），大多数也可以用非药物疗法，诸如手法、针刺等；只有病情严重、患病的晚期或人体损伤较严重时，即中医所说的元气大伤，人体自身对抗疾病的能力和自愈力不够之时，医者方可施用药物，但仍应旨在协助而不是完全代替人体战胜疾病，即中医所说的"扶正祛邪"。这正符合英国学者、保健运动先驱维农·科尔曼告诉我们的："人体是一个复杂而全面的系统，90%的疾病都能通过机体的防御机制得到治愈。正因如此，对于疾病来袭，我们首先应十分尊重并充分运用机体自身的恢复机制，只有在其不足以抵御病的入侵时，我们才需要求助于医疗技术的帮助。"

（五）情绪变化是气机和脏腑功能的一个影响因素

不同的情绪变化，会引起不同的气机运动，正如《素问·举痛论》说："怒则气上，喜则气缓，悲则气消，恐则气下，寒则气收，炅则气泄，惊则气乱，劳则气耗，思则气结。"正常的情绪变化，促进气机的正常运行和脏腑的生理功能，使人体处于"阴平阳秘"的健康状态；而异常的情绪变化，则导致气机紊乱和脏腑功能失调，不管有轻微症状还是没有症状，都是"疾"的"亚健康"状态。除寒和炅（热）之外，这七种发自体内的七情（怒、喜、悲、恐、惊、忧、思）致疾，就称"内伤七情"病因，适于练功修身和导引健身调理。

（六）中医学对亚健康机制的解释

中医学认为，亚健康是人体阴阳失衡、脏腑功能失调的初始状态，即"疾"的状态。遏制这种现象进一步发展，就要注重调节脏腑的功能，充实卫气营血，恢复五脏六腑的功能，使人体向健康状态发展。其主要有以下论述。

1. 情志学说　人在认识周围事物或与他人接触的过程中，都会有喜、怒、忧、思、悲、恐、惊等七种情感或内心感受，在正常的范围内，这些情绪变化对人体健康影响不大，也不会引起什么特别变化。故《素问·气交变大论》中指出："有喜有怒，有忧有丧，有泽有燥，此象之常也。"意思就是说，一个人有时高兴、嬉笑，有时发怒，有时忧愁，有时悲伤，就好像自然界气候的变化——时而下雨、时而干燥，是一种正常现象。但是，过度、长期的这些刺激，就会引起七情变化，出现亚健康状态。

（1）忧思伤肺脾：忧，指沉浸在担忧、愁郁的不良心境中，表现为若有所思，若有所失，情绪上瞻前顾后，左思右想，忧心忡忡，烦闷忧郁等亚健康状态。中医学认为，忧伤肺气，肺主治节，忧使气机不畅失于协调。宜解忧思，除郁结，调畅气机，心情愉快。

思，指思虑过度，欲望得不到满足，心情不畅，内心充满矛盾，经常钻牛角尖，好做脱离现实的空想、幻想等。中医认为，思则气郁结，忧思过度，可以使脾气郁结，影响消化饮食的功能，会出现胸闷、胃胀不舒、食欲不振、腹胀便溏等身体不适的亚健康状态。

（2）怒伤肝：怒，指易激动，易冲动，自我控制力差，表现为经常暴发大怒，血压不稳，胸闷，咽部有堵塞感，胁肋胀痛，胃部不适，眩晕头痛，周身不适，饮食、睡眠差，生活、工作质量下降等内心失衡状态。中医认为，怒则气上，气上就会使肝气失于条达，失于疏泄，致使肝气郁滞，出现身体不适的亚健康状态，应疏理肝气，使气机条达顺畅，情绪平稳，达到内心平衡的健康状态。

（3）惊恐伤肾：惊恐，指恐惧不安，一种畏惧心理，精神过分紧张不能控制恐惧，坐卧不宁，如临深渊，惶惶不可终日。中医认为，恐则气下，恐惧过度则消耗肾气，可出现大小便失禁、精神错乱、抽搐、不知所措等状态。应镇静安神，平定心神，稳定情绪，使心肾相交，身心健康。

（4）悲伤肺：悲，指悲伤、悲痛、悲哀。悲伤过度会出现沮丧和丧失信心，终日愁眉苦脸，垂头丧气。中医认为，悲则气消，消耗肺气，影响五脏六腑的功能，可以表现为咳嗽、失眠、食欲不振等亚健康状态。

（5）喜伤心：喜，指大喜、狂喜，心神涣散，神不守舍，兴奋过度。人所皆知的"范进中举"的故事，即属此现象。中医认为，喜则气缓，心气耗散，可以表现为心悸、失眠、失神，注意力不能集中，做事效率下降，自控力下降等亚健康状态。

常见表现有：因忧愁思虑伤心脾，表现为精神恍惚、萎靡不振、失眠健忘；因郁怒伤肝，表现为精神抑郁不快，肝郁化火而急躁不安；因惊恐伤肾，表现为神志不定而惊慌失措，甚或精神错乱。

其病机，以心肝脾证居多。人生七情，尤以喜、怒、思虑最多见。盖喜甚伤心，大怒伤肝，久思伤脾。心伤，虚则心悸、怔忡、失眠多梦，实则哭笑无常，狂妄躁动。肝伤气机不利，则胸胁胀闷、精神抑郁、性情急躁，或有脘腹不适、嗳气、善太息、月经不调、两乳胀痛、咽中梗塞等。脾伤不能健运则不欲饮食、四肢倦怠、心下痞满、大便不实等，上述表现为时轻时重，时好时坏。

2. 整体观念

（1）形神相即：中国古代医典都是持"形神相即"观点的。形即形态、形体，是指人的身形和体质，是人的生理功能；神即神态、神识、神明、意识，指人的感知觉、记忆、思维、情感和意志等心理活动。中医学理论很早就把"形"（生理活动）和"神"（心理活动）统一起来了，认为形态和神志，即生理活动与心理活动是相互依存，相互为用，密切联系，不可分割的关系。人有五脏化生五气，以生喜怒悲忧恐，认为人的形成是先有五脏形体，而后有精神藏于心，才产生各种情绪心理；并提出"身心健康"的概念及理论。

（2）天人合一：精神调摄，注意人与四时阴阳的协调，故《黄帝内经》提出了"四气调神"论的自然观。阳气生发的春三月，要顺其性；万物蕃秀、阳盛暑热的夏三月，要使"气得泄"，这样易使肝气调和；秋高气爽、阴盛阳衰的秋三月，要求我们"无外其志，使肺气清"；冰天雪地、阳气闭藏的冬三月，也要顺之潜心收神。会养生的人，随着四时阴阳的生、长、化、收、藏，而生气、泄气、收志、藏神的办法，构成了和谐的天人一体，使阴平阳秘，阴阳协调平衡，以达到精神内守，身心健康；反之，人与自然不相调和，会出现多种身体不舒适的亚健康状态。

（3）整体观：中医学认为，人与天地相参，人体由五脏六腑、四肢百骸、五官九窍等组成一个整体，五脏六腑之间存在着相生相克的关系。尤其值得注意的是，人体的整体性除了生理活动的统一协调，人的精神、情志等心理活动与心密切相关，这种整体观提示我们，在预防调节自身处于完好状态时，应重视心理调节，达到情绪稳定，心态平和的健康状态。

3. 气血失调　中医学认为，"气"是维持人体生命活动的最基本物质。人体气的来源有三条途径：一是先天，即禀受于父母；二是后天，即饮食中的营养；三是自然界的清气。我们常说的先天足与不足，实际上是指禀受于父母的先天精气足与不足；我们常说的后天吸收好与不好，是指我们从食物中吸收的营养物质"水谷之气"的好与不好；而存在于自然界的清气，则依赖于我们肺的呼吸功能才能吸入。所以说，人体气是否充足，是人体健康最基本的保障。而人体气来源的三条途径缺一不可，后两条途径是通过我们增加脏腑功能，锻炼调摄可以做到的，并且能够弥补先天不足。气的主要生理功能有三：①推动作用，推动血的生成和运行，如气虚必然引起血虚和血液运行不利；②温煦作用，气是人体热量的来源，如果气虚则表现为喜热怕冷，四肢不温，体温低下；③防御作用，气的防御功能减弱，则人的抵抗力下降，容易受外邪侵袭，导致亚健康的发生。

中医学认为，"血"是构成人体和维持人体生命活动的基本物质之一，具有营养和滋润全身的生理功能，血在脉中运行，内至脏腑，外达皮肉筋骨，如环无端，运行不息，不断对全身各脏腑组织器官起着充分的营养和滋润作用，以维持正常的生理活动。如果血的生成不足则会出现头晕眼花、面色萎黄、毛发干枯、精神衰退、健忘多梦、失眠烦躁等亚健康表现。

从亚健康角度来说，气血失调主要指气血两虚，即气虚和血虚同时存在，多因长期精神紧张，疲劳过度，饮食不节，思虑过度，起居无常，暗耗气血，导致面色淡白或萎黄、少气懒言、疲倦乏力、心悸失眠、肌肤干燥、肢体麻木无知觉，等等。

4. 阴阳失衡　阴阳是对自然界相互关联的某些事物和现象对立双方属性的概括。简单地说，凡是外向的、上升的、热的、亮的、运动的皆属于阳，而内守的、下降的、寒冷的、晦黯的、静止的都属于阴。阴阳失衡实际上是阴阳消长失去平衡协调的简称。中医学认为，阴与阳两者之间相互制约、相互转化，既对立又统一，维持着动态的平衡，这也是人体健康的基本条件。阴阳的消长平衡如同自然界中的白天黑夜，白天阳盛，人的生理功能以兴奋为主，黑夜阴盛，人的生理功能以抑制为主，后半夜阳气逐渐上升，一直到中午阳气最盛，机体的生理功能由抑制逐渐转向兴奋，这就是阴阳消长平衡。如果阴阳消长不平衡，则会出现亚健康状态，主要表现如下。

（1）阳偏盛：即阳盛，多由于情志所伤导致，如肝阳偏盛，则出现人们常见的急躁易怒、面红目赤、脾气暴躁、血压升高等情况，俗称"肝火旺盛"。

（2）阴偏盛：即阴盛，由于平时不注意保暖而感受寒湿等阴邪，或过食生冷等出现身体怕冷，躯体疼痛等症状，或非常容易得感冒。

（3）阴阳偏衰：阳偏衰，即阳虚，是指机体阳气虚损，功能减退或衰弱，热量不足等，一般多由于先天禀赋不足或后天饮食失养和劳倦等引起，如为减肥而过度节食，长期疲倦得不到有效的休息，或精神紧张，不得放松，故见此人面色苍白无光泽，肢冷怕寒，动则气喘，自汗，四肢无力，以及抵抗力下降等表现。阴偏衰，即阴虚，一般以肝肾之阴为主，其中以肾阴为诸阴之本，肾阴不足多为手心、足心、胸口之处烦热，睡眠时出汗，咽喉干痛，口中津液偏少，腰膝酸软，性欲减退，严重时出现男子阳痿、女子月经不调等亚健康表现。

第二章　亚健康的诊断

第一节　亚健康的临床表现

一、神经系统

（一）头痛

亚健康状态的神经系统表现中，头痛为日常生活中最常见、最令人厌烦、类型较多的症状，本部分以头痛为例讨论，其他疼痛依此类推。头痛的主要类型有紧张性头痛、束扎性头痛、偏头痛，以紧张性头痛、偏头痛最为多见（占90%以上）。头痛多与睡眠不足、进盐量多、生活不规律、情绪不稳定、易激动、精神疲劳及药物因素有关。

1. 紧张性头痛　整个头部，以太阳穴两侧为主，甚至颈部感到疼痛；疼痛起伏不定，易复发；全天候均可发作；疼痛性质似紧箍咒，呈压迫性，非脉动式，多与生活难题引起的精神紧张、焦急、失眠、烦恼，以及职业性体位不良有关，随睡眠改善、精神压力消失而好转；除头痛外亦可见背痛、腰痛、牙痛。

2. 偏头痛　多有家族倾向，周期性发作，以早晨为主；多起于青春期，女性为多见；多是脉动式、拨动式头痛；发作时间持续4~72个小时，伴恶心，呕吐，羞明，畏光或头晕等前兆；多偏一侧头痛（每次发作可在同一侧）。

3. 群发型头痛症（是偏头痛的变异）　突然发作，眼后窝痛，每次发作

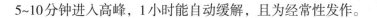

5~10分钟进入高峰，1小时能自动缓解，且为经常性发作。

（二）眩晕

突然感到周围物体旋转，同时感觉站立不稳，伴有恶心、呕吐、出汗等，但始终无意识丧失，在检查时可发现眼球震颤，也可没有震颤。

（三）晕厥

晕厥是一种极短暂的失去知觉和行动能力的状态，可出现头晕、眼花、胸闷及饥饿感等症状，多由于暂时性脑缺血或缺氧所引起，多在站立、过度劳累或炎热环境下发生。

（四）耳鸣

耳感受到蝉鸣、哨声、铃声或风声、雨声。若仅为病人自己感受为主观性耳鸣，若检查者与病人均可听到耳鸣为他觉性或客观性耳鸣。轻则可单耳，间歇发生，多在安静时出现，重者持续感到耳内吵闹不安。

（五）麻木

很多人都有过麻木的感觉，比如坐久了腿会麻木，仰卧久了被压的肢体会麻木，这些都是正常的生理性现象。但是，有的麻木是疾病的早期信号，多数是亚健康状态的感觉。麻木的部位多不固定，呈游走性，时轻时重，变化多样，特别是可随着情绪的变化而发生变化。同时，病人常会伴有焦虑、烦躁、失眠、多梦、记忆力减退、心慌气短和周身乏力等自主神经紊乱症状。

（六）其他疼痛

在亚健康的临床表现中，此类疼痛处于第一位，而且包罗万象，遍布全身，包括以下几种。

1. 紧张性疼痛　多表现为慢性疼痛，多因心理冲突强烈、心理压力过大所致。

2. 暗示性疼痛　心理暗示也可导致疼痛的产生，多项检查未查出器质性病因。

3. 抑郁性疼痛　往往抑郁的感觉较轻，如仅表现为缺少愉快感觉或高兴不起来，但躯体疼痛却持续而顽固。

4. 焦虑性疼痛　焦虑可引起疼痛，其特点是同时伴有明显的焦虑感及相关症状，如紧张、不安、心慌、气促、出汗等，不如抑郁性疼痛的部位固定。

二、消化系统

（一）肠易激现象

腹胀，并伴有腹泻或便秘，晨起便意紧迫，临床起病隐匿，症状反复发作，迁延，查不到器质性病变。该病较为顽固，易复发，常影响生活质量。肠易激主要与心理因素、胃肠动力异常、内脏痛觉过敏和胃肠道激素变化、免疫功能变化等有关。

（二）吸收不良现象

胃肠道有一定的营养吸收功能，吸收不良综合征可因吸收功能下降或排泄过快引起，也可因长期服药及毒物所致，经常有腹泻、消瘦。

（三）十二指肠淤滞症间歇期

易被人忽视，仅表现为体质衰弱、消瘦、贫血，似为亚健康，实为发作间歇的休止期。发作时表现为呕吐、腹痛。

（四）菌群失调

一般人肠道内保持一定数量比例的正常菌群，如大肠埃希菌、乳酸杆菌等，起着合成维生素、促进生长发育及防御作用。亚健康状态会出现轻微的菌群失调，不致引起重大病理变化，但可影响营养代谢和自身的保护机制。

三、循环系统

（一）无症状性心肌缺血

多为胸闷、憋气、气短，仅是没有明显疼痛症状表现而已，它与基因、体质、疼痛耐受性、糖原供给能量、身心及社会环境因素有关，如运动、寒冷、兴奋、忧虑等影响交感神经、迷走神经及其肾上腺能受体神经，常有情绪心理变化表现，可由闷痛伴有窒息感，甚至伴有濒死的恐惧。

（二）猝死

猝死前多半呈亚健康状态，有一系列隐潜疾病存在，或在疾病逆转康复过程中出现，因此需重视体检、体质训练，对隐潜疾病予以微观、宏观分析。

（三）二尖瓣脱垂

二尖瓣是分隔左心房和左心室的一对瓣膜，如在每次心搏后瓣膜不能恰好地关闭，少量血液就会回流并产生杂音。出现这种杂音对某些人来说，表示身体某个部位出了问题，很多问题不在心脏，而是控制液体平衡的神经系统方面。这部分人的血容量降到很低，原因不明，为了补充血量，使供应细胞的营养和氧不致减少，身体会释放超量的肾上腺素给心脏加速。而肾上腺素长期偏高，很可能使人产生焦虑不安、心率加快和睡眠障碍。大多数病人会感到疲劳，且有时疲劳是唯一的症状。

四、内分泌系统

（一）甲状腺功能失调

多为50岁上下的妇女，她们往往变得不但困乏想睡，而且有畏寒、便秘、抑郁等症状，且普遍感到懒散不大想动。而甲状腺素分泌过多通常有容易兴奋激动的表现，这也会导致疲乏无力。虽然如此，但各自产生的疲劳性质有所不同。甲状腺素分泌过多的人通常感到虚弱和精疲力竭。若为甲状腺功能减退，则更多地表现为昏昏欲睡。此外，还有体质消瘦，食欲差伴腹胀，双下肢疲劳，易劳累，记忆力下降，睡眠时腓肠肌痉挛疼痛等表现。

（二）失眠

当人的睡眠不足时，其内分泌也会呈现失调现象。正常情况下，皮质类固醇的分泌量在夜晚会下降，褪黑激素带来的昏昏欲睡，使人能很快进入梦境。但是如果连续1周睡眠不足，皮质类固醇不会在清晨上升到高峰，故常会有精神不振、懒洋洋的身心表现。

五、其他表现

（一）更年期女性

有人认为更年期综合征不属于亚健康状态范畴，但两者之间没有明确的界限，难以区分。一般认为，亚健康状态应为时重时轻，时有时无。在临床上，绝经期女性的疾病突然多起来，而且种类繁多，心血管、脑血管、内分泌、骨科、神经精神各方面几乎无不涉及，远不局限于更年期综合征的潮热出汗、烦躁不安、性欲减退、失眠健忘、精神异常等症状，而更多的更年期妇女是处于亚健康状态。

其临床症状分为3类。

1. 自主神经功能失调 如潮热、出汗、心绞痛。

2. 精神性症状 如头痛、失眠、情绪改变、易怒、抑郁、无性欲、恐惧。

3. 与代谢有关的改变 老年性阴道炎、动脉硬化、血栓形成、皮肤萎缩、乳房萎缩、骨质疏松、关节病变、多毛症等。

（二）妊娠期

1. 心理因素引起假性妊娠。假性妊娠是指妇女并没有怀孕而出现妊娠反应，在月经延迟半个月以后出现恶心呕吐，爱吃酸东西，行动有气无力等表现。

2. 恐惧、惊慌。它们在一定的条件下也可以成为触发流产的因素。

3. 产前孕妇不良情绪导致难产。

4. 产后出现悲伤，经常情绪低落，哭泣，失眠，精力不足，脾气急躁，焦虑，恐惧，抑郁，是产后抑郁症的主要表现。

六、综合表现

综合上述诸多临床表现，可以概括为以下14条。

1. 衰老（免疫力下降、皱纹等）。

2. 疲劳（心理、神经、心血管）。

3. 失眠。

4. 头痛。

5. 贫血。

6. 肥胖。

7. 痛经。

8. 便秘。

9. 心病（抑郁、自闭、固执等）。

10. 皮肤问题。

11. 排尿异常（浑浊、分叉、不畅）。

12. 胸闷胸痛。

13. 食欲不良（纳呆、无食欲等）。

14. 性功能减退。

第二节　亚健康的诊断

躯体性亚健康大多以个人主观感受为主，无阳性体征，实验室指标检测多为阴性，故在诊断上有一定难度，目前国际上采用的生物学诊断标准主要有症状标准诊断法、量化诊断法、MDI健康评估法等。

一、症状标准诊断法

亚健康状态是机体在无器质性病变情况下的一些功能性改变。因其主诉症状多种多样且不固定，故又称为"不定陈述综合征"。美国疾病控制中心制订了诊断标准，其内容包括以下3个方面。

1. 持续或反复出现的原因不明的严重疲劳，病史不少于6个月，且目前患者职业能力、接受教育能力、个人生活及社会活动能力较患病前明显下降，休息后不能缓解。

2. 同时至少具备下列8项中的4项

（1）记忆力或注意力下降。

（2）咽痛。

（3）颈部僵直或腋窝淋巴结肿大。

（4）肌肉疼痛。

（5）多发性关节痛。

（6）反复头痛。

（7）睡眠质量不佳，醒后不轻松。

（8）劳累后肌痛。

3. 排除下述的慢性疲劳

（1）原发病原因可以解释的慢性疲劳。

（2）临床诊断明确，但在现有医学条件下治疗困难的一些疾病持续存在而引起的慢性疲劳。该诊断是一个排除诊断，应在确信排除了其他疾病的基础上进行，不能以病史、体格检查或实验室检查作为特异性诊断依据。

二、量化诊断法

亚健康者大多以个人感受为主，体检无阳性体征，各种实验室检查多为正常、正常高值或临界状态，因此诊断上有一定的难度，需要进行综合量化分析。该检查分为一级检查和二级检查。一级检查即一般的体格检查，如果没有明显的症状，一级检查不能查出病因时，可用二级检查，如运动试验、24小时动态血压检测、脑电图、标准量表的心理状态测试。还可采用微观手段进行个体化体检，如机体免疫细胞功能检测、血液超高倍形态检查，以及与疾病相关的DNA和基因PCR检查等，都能发现人体微小的生理改变。如果各项检查结果基本为正常、正常高值或临界状态，起病呈急性或亚急性，任何一种临床症状持续6个月以上而又难以确诊为某一疾病时，即应诊断为亚健康。在明确亚健康诊断前，一定要排除器质性疾病。

三、心理功能衰退指数健康评估法

很多学者用世界流行的心理功能衰退指数（MDI）健康评估法对亚健康状态进行定量研究。根据被测者的实际检测状况逐项打分（采取百分制，满分为100分），对应于世界卫生组织（WHO）的健康定义，进行综合评价。其标准是85分以上为健康状态，70分以下为疾病状态，70~85分为亚健康状态。MDI所依据的提示包括依次排列的对心血管疾病检测及中风预报，恶性肿瘤征象提示，脏器病变提示，血液及过敏提示，体内污染测定，内分泌系统检查，肢体损害探测，服药效果探测等躯体性指标，以及几年来增加的心理和社交障碍指标。

四、应用直流脉冲的亚健康诊断仪诊断法

近年来，国外推出了一种名为"亚健康诊断仪"的医学仪器，其主要性能是用于诊断受检测者的生命整体情况、精力储备、人体反应能力，并对疾病作出预测。因为人的生命因素除了取决于客观环境、生物学与气候的影响、营养、生活条件等以外，人体本身也有自己的节律和新陈代谢的波动。因此，可以通过一定的检测手段，以秒和分的节拍，取出其变化情况并进行处理分析，从而作出诊断指示和治疗建议，供医生诊疗参考，亚健康诊断仪能够对受检测者迅速而有效地作出诊断提示。

1. 机体的困扰和困扰的部位，植物性和功能性的失调，器官和器官群的虚弱情况。

2. 急性和慢性的病痛，风湿病，炎症病源的所在部位。

3. 营养与新陈代谢的紊乱情况，机体的免疫与抵抗能力。

4. 过敏反应，睡眠障碍和其他的交替症状，心理学的困扰，生命节律的波动，心力的憔悴情况。

5. 环境的影响和风土病理学。

6. 体内重金属过多或其他的毒性情况。

第三节　亚健康的鉴别诊断与自测

一、鉴别诊断

凡出现上述症状中的部分表现而经有关检查排除病变者，均可以认为处在亚健康状态，但有时需要和一些常见疾病进行鉴别，以免耽误治疗时机。

1. 贫血　贫血患者也可以出现头晕、头痛、乏力、心慌、多汗、晕厥、月经不调，但尚有面色苍白、易感冒、血红蛋白低等症状，可以通过血常规化验和骨髓穿刺鉴别。

2. 器质性心脏病　由高血压、冠状动脉硬化、风湿热、肺动脉高压、病毒感染等病因引起的器质性心脏病，也可以有胸闷、心悸、心律不齐等症状，但一般体检和心电图检查可以发现相应阳性体征，而亚健康状态却表现正常。

3. 神经衰弱　亚健康状态与神经衰弱在临床表现上十分相似，实验室检查也属正常，故鉴别起来比较困难。但神经衰弱一般病史较长，神经系统的症状更突出一些，而且常有药物治疗史，亚健康状态的全身症状则要更多些。

4. 慢性疲劳综合征　病因目前尚不明确，本病多发于20~50岁，与长期过度劳累，包括脑力和体力疲劳、饮食生活不规律、工作压力和心理压力过大等精神、环境因素，以及应激等造成的神经、内分泌、免疫、消化、循环、运动等系统的功能紊乱关系密切。部分人认为，慢性疲劳综合征与免疫力有关，一个人的免疫力增强，患上慢性疲劳综合征的概率就相对降低。

中医学也认为，饮食生活不规律、长期的精神心理压力及房事不节等是导致本病的关键，以肝气不舒、心绪不畅为本，为实，以心、脾、肾诸脏气血阴阳不足为标，为虚。

5. 应激反应综合征　这是伴随现代社会发展而出现的病症，直到近些年才受到世界各国的注意，这种病不仅与现代社会的快节奏有关，更与长期反复出现的心理紧张有关，如因怕解聘、被淘汰、不受重视、不得不承受的工作、生活压力和心理负担等，再加上家庭纠葛和自我期望过高，出现失眠、疲劳、情绪激动、焦躁不安、爱发脾气、多疑、孤独、对外界事物兴趣减退、对工作产生厌倦感等，则是应激反应综合征的先兆。

二、自测

根据自我感觉做出亚健康的自测，主要有以下5个方面。

1. 疲劳，休息后不缓解。

2. 精神状态、工作效率低下。

3. 饮食、消化、二便异常。

4. 不明原因的器官、肢体疼痛。

5. 全身持续多处不适，到医院又检查不出具体疾病，试着吃药也没有明显效果。

第三章　亚健康的中医调理

亚健康的调理方法很多，常用的有手法、针刺、中药、六字诀、观想、禅法、赵堡太极拳和药膳调理等。

第一节　手法调理

一、中医调衡治本手法

（一）基本理念

调衡，即调节失去的平衡，调节人体阴阳的不平衡。

治本，即治疗根本。由于人体阴阳失衡导致亚健康，所以调节人体的阴阳失衡，就是从根本上调理亚健康。

阴阳，是对自然界相互关联的某些事物和现象对立双方属性的概括。阴与阳相互制约、相互转化，既对立又统一，维持着动态平衡，是人体健康的基础。

阴阳失衡，即阴阳消长失去平衡协调。广义讲，包括五脏（心、肝、脾、肺、肾）与六腑（胆、胃、大肠、小肠、三焦、膀胱）失衡、兴奋与抑制失衡、气与血失衡、脊柱内与外力学失衡、神经传导失衡、激素分泌失衡、经络循行失衡、淋巴回流失衡、信息传递失衡、脑脊液流动失衡，等等。

经过以辨证论治为指导的手法调理，恢复阴阳平衡，保证人体健康的基础，消除亚健康的各种表现。

（二）基础中医手法

1. 俯卧位

（1）按揉冈上窝部肌肉：患者俯卧位，双上肢放体侧，术者立于患者头侧。术者双拇指重叠放于冈上窝部，先中等力度按浅层斜方肌中、上部肌腹60秒，再重按深层肩胛提肌止点和冈上肌肌腹60秒，遇软组织异常改变处多按揉20秒。包括肩中俞、肩外俞、肩井、巨骨、天髎等穴。

（2）按推棘突旁肌肉：患者俯卧位，双上肢放体侧，术者立于患者左侧。术者双拇指重叠，先中等力度由第7颈椎至第5腰椎按压并向外推右侧骶棘肌3遍，以及稍加力按压右侧横突棘肌3遍，再由第7颈椎至第5腰椎按压并向外推左侧骶棘肌3遍，以及稍加力按压左侧横突棘肌3遍，遇软组织异常改变处多按揉10秒。相当于棘突旁1.5寸的足太阳膀胱经内侧线上的穴位。

（3）按揉棘突端部两侧肌肉附着处：患者俯卧位，双上肢放体侧，术者立于患者左侧。术者右手拇指伸直、示指屈曲，呈倒V状压在棘突两侧，左手掌压在右手背上，从第7颈椎至第5腰椎按压，并上下弧形揉动横突棘肌附着点2遍，遇软组织异常改变处多按揉10秒。相当于棘突旁0.5寸的夹脊穴。

（4）按压相邻棘突间隙：患者俯卧位，双上肢放体侧，术者立于患者左侧。术者右手拇指指腹横端放在相邻棘突之间间隙的项韧带或棘上韧带上，左手掌压在右手背上，由寰枕关节至腰5骶1间隙按压并横行揉动，每间隙左右各揉3次，遇软组织异常改变处左右各多揉3次。相当于棘突端部下角的督脉穴位。

（5）按压腰椎两侧：患者俯卧位，双上肢放体侧，术者立于患者左侧。术者双掌重叠由上向下按压患腰左侧骶棘肌3遍，再用双拇指重叠按压第2、3腰椎左侧横突30秒，以舒适为度；术者立于患者右侧，双掌重叠由上向下按压患腰右侧骶棘肌3遍，再用双拇指重叠按压第2、3腰椎右侧横突30秒，以舒适为度；术者双手分置患腰椎两侧，术者用掌根由内向外呈"八"字形压推5次第2、3腰椎横突，接近肾俞穴和三焦俞穴。

（6）按压三条线：患者俯卧位，双上肢放体侧，术者立于患者左侧。术者右掌大鱼际置于患背、左手掌压在右手背上，由第7颈椎至骶椎沿后正中线按压并向左右推棘上韧带3遍，继而由第7颈椎至骶椎沿左侧肩胛骨脊柱缘稍内线按压并向外推髂肋肌3遍，再由第7颈椎至骶椎沿右侧肩胛骨脊柱缘稍内线按压并向外推髂肋肌3遍，遇软组织异常改变处多按压并向外推3次。后正中线相当于督脉，肩胛骨脊柱缘稍内线相当于膀胱经外侧线。

（7）按拨臀部肌肉：患者俯卧位，双上肢放体侧，术者立于患者左侧，术者右手拇指指腹按于臀部、左手指压在其上，由轻渐重、由浅入深、由内向外按压持续10秒，异常改变处多按揉并向外推3次。术者改立于患者右侧，术者右手拇指指腹按于臀部、左手指压在其上，由轻渐重、由浅入深、由内向外按压持续10秒，异常改变处多按揉并向外推3次。

（8）压、搎、拿、推下肢后侧肌肉：患者俯卧位，双上肢放体侧，术者立于患者左侧，术者双掌重叠压在患者左大腿后侧，分别由上向下压、搎、拿、推至小腿，由轻渐重3遍；术者改立于患者右侧，术者双掌重叠压在患者右大腿后侧，分别由上向下压、搎、拿、推至小腿，由轻渐重3遍。

（9）压腰扳腿：患者俯卧位，双上肢放体侧，术者立于患者左侧，左手按在腰椎左侧肌肉上，向腹侧压；右手扳住患者右大腿前面，向背侧扳，至最大限度镇定持续牵拉10秒，连续3次。术者改立于患者右侧，右手按在腰椎左侧肌肉上，向腹侧压；左手扳住患者左大腿前面，向背侧扳，至最大限度镇定持续牵拉10秒，连续3次。

2. 侧卧位

（1）压推大腿外侧：患者右侧在上侧卧位，左下肢伸直，右下肢屈髋屈膝，术者立于背侧，双掌重叠压在患者右大腿外侧，由上向下，由轻渐重推压，异常改变处稍停，按揉片刻，连续3次。患者改为左侧在上侧卧位，右下肢伸直，左下肢屈髋屈膝，术者立于背侧，双掌重叠压在左大腿外侧，由上向下，由轻渐重推压，异常改变处稍停按揉片刻，连续3次。

（2）牵拉相对短侧的下肢（以右侧下肢短为例）：患者右侧在上侧卧位，右下肢伸直，左下肢屈髋屈膝、足跟顶住坐骨结节。术者立于患者足侧，左前足蹬患者左踝前部，双手握住患者右踝，适当力度牵拉，至最大限度镇定持续

10秒，连续3次（禁忌瞬间大力猛拉）。

（3）推髂拉腿：患者右侧在上侧卧位，左下肢伸直，右下肢屈髋屈膝。术者立于背侧，左手掌根推患者右髂后上棘向前，右前臂托患者右小腿内侧、右手握患者右膝前面，向后拉，力度适中，推与拉要配合默契，至最大限度稍停片刻，适力顿挫一下。患者左侧在上侧卧位，右下肢伸直，左下肢屈髋屈膝。术者立于背侧，右手掌根推患者左髂后上棘向前，左前臂托患者左小腿内侧、左手握患者左膝前面，向后拉，力度适中，推与拉要配合默契，至最大限度稍停片刻，适力顿挫一下。

3. 仰卧位

（1）摩、抖腹部：患者仰卧位，术者立于其右侧，先用右手掌顺时针方向揉摩腹部，由轻渐重，连续15圈，最后震腹20秒。之后，双手分置腰部两侧，同方向抖动10秒，相反方向抖动10秒。

（2）点按腹部三条线（任脉及双侧胃经）：患者仰卧位。术者立于其右侧，左手三指分别按住任脉的上脘、中脘和下脘穴，右手三指分别按住任脉的气海、关元和中极穴，随患者呼吸迎随按压，持续按20秒；之后，左手三指分别按住患者右侧足阳明胃经的梁门、关门和太乙穴，右手三指分别按住患者右侧足阳明胃经的天枢、水道和归来穴，随患者呼吸迎随按压，持续按20秒；最后，左手三指分别按住患者左侧足阳明胃经的梁门、关门和太乙穴，右手三指分别按住患者左侧足阳明胃经的天枢、水道和归来穴，随患者呼吸迎随按压，持续按20秒。

（3）点按小腿两条线：患者仰卧位。术者立于其右侧，双手拇指重叠，置患者右小腿前外侧胫腓骨之间，由上至下按揉，连续3遍；之后，双手拇指重叠，置患者左小腿内侧，紧贴胫骨内侧缘，由下至上按揉，连续3遍。术者改立于患者左侧，双手拇指重叠，置患者左小腿前外侧胫腓骨之间，由上至下按揉，连续3遍；之后，双手拇指重叠，置患者右小腿内侧，紧贴胫骨内侧缘，由下至上按揉，连续3遍。

（4）环转屈伸：患者仰卧位。术者立于其右侧，左手按在患者右髋骨上，右手握患者右踝，做右下肢内收、内旋、屈曲——外展、外旋、伸直——屈伸，连续3次；术者改立于患者左侧，右手按在患者左髋骨上，左手握患者左踝，做左下肢内收、内旋、屈曲——外展、外旋、伸直——屈伸，连续3次。

（5）压推大腿内侧肌肉：患者仰卧，双下肢髋关节外展、外旋，屈膝位，两足底相对。术者立于患者右侧，双手拇指重叠置于患者右大腿远端，由远端向近端压、推大腿内侧肌肉，连续3遍；术者改立于患者左侧，双手拇指重叠置于患者左大腿远端，由远端向近端压、推大腿内侧肌肉，连续3遍。

（6）内收、内旋下压：患者仰卧，左下肢伸直，右下肢屈髋、屈膝，足置于左膝外侧，内收、内旋位。术者立于患者右侧，左手压患者右肩、右手置于患者右膝关节外侧，内收、内旋至极度，镇定10秒，适力顿挫一下。另一侧操作相同。

（7）牵拉下肢：患者仰卧，双下肢伸直，稍外展、抬起各30°，术者立于患者右侧，左手置于患者右膝上方，右腋夹住患者右踝，右前臂从患者右小腿后穿出，握住左手腕，向远端持续牵拉10秒，最后适力顿挫一下，连续3次；术者改立于患者左侧，右手置于患者左膝上方，左腋夹住患者左踝，左前臂从患者左小腿后穿出，握住右手腕，向远端持续牵拉10秒，最后适力顿挫一下，连续3次。

（8）顶按项部五条线：患者垫枕头仰卧位。术者坐于患者头侧，双手四指重叠放在患者项部，沿后正中线由远端向近端顶按，重复3次；继而沿斜方肌上部外缘线，由远端向近端顶按，重复3次；再沿胸锁乳突肌后缘线由远端向近端顶按，重复3次。

（9）牵拉颈项：患者垫枕头仰卧位。术者坐于患者头侧，左手拇指、中指分置患者左右颞骨乳突，右手中指、环指、小指屈曲勾住患者下颌，沿前屈40°位向头侧牵拉，持续10秒，反复3次。

（三）辨证加减

1. 根据不同的调理重点，进行辨证加减

（1）全身调理：按"中医调衡治本手法"全部内容实施。

（2）导流排毒："中医调衡治本手法"，加"淋巴推压排毒调理法"进行。

（3）益肾固本调理："中医调衡治本手法"，重点强调"基础中医手法治疗"

中的背腰部分、加倍时间操作，再加点按命门、肾俞、涌泉穴。

（4）温宫保养调理："中医调衡治本手法"，重点强调"基础中医手法治疗"中的脘腹部分、加倍时间操作进行，再加点按血海、三阴交、八髎穴。

（5）颈项调理："中医调衡治本手法"，重点强调"基础中医手法治疗"中的颈项部分、加倍时间操作进行，再加点按风池、肩井、天宗穴。

（6）腰骶调理："中医调衡治本手法"，重点强调"基础中医手法治疗"中的腰骶部分、加倍时间操作进行，再加点按居髎、风市、阳辅穴。

（7）骨盆调理："中医调衡治本手法"，切实做好仰卧屈髋、侧卧伸髋、下肢牵拉三个手法进行，以及重点强调腰、臀、髋部操作。

2. 上肢部穴位辨证加减　上肢是手三阴经和手三阳经循行的径路，与肺、心包、心及大肠、三焦、小肠等脏腑密切相关。所以，按压相应腧穴可起到调理亚健康的作用。

（1）妇科症状：少泽、曲池、合谷、子宫点（第4、5指掌关节掌侧）。

（2）精神方面症状：大陵、神门、内关。

（3）胃肠方面症状：支沟、曲泽、阳溪、后溪。

（4）头颈症状：头颈点（第2、3掌指关节背侧后0.5寸）、列缺。

（5）胸、背、腰、腿症状：胸椎点（腕背横纹前，中指伸肌腱两侧陷中）、腰痛点（中指与环指指蹼缘）、腿痛点（第4、5指掌关节背侧，靠第4掌关节处）、养老。

（6）四肢关节症状：手掌与手背交界处赤白肉际上敏感处、1~5指掌侧近端横纹中点敏感处。

3. 下肢部穴位辨证加减　下肢是足三阴经和足三阳经循行的径路，与脾、肝、肾、胆、胃及膀胱等脏腑密切相关，且足底布有五脏六腑的反应点。所以，点按相应穴位可起到调理亚健康的作用，而根据足底触诊得到的异常敏感信息，对其进行刺激，可以激发足部经穴功能，促进血液循环，改善脏腑功能，排出体内毒素。

（1）足三阴经、足三阳经辨证加减：见表3-1。

（2）足底穴位辨证加减：按压足底反射区敏感部位。

表3-1　足三阴经、足三阳经辨证加减

经络	主治病症	循行路线	按压穴位及效用
足太阳膀胱经	鼻、目、头颈、背腰、精神	委中－承山－昆仑－足外侧－小趾外侧	申脉：外踝尖下（主头痛眩晕） 金门：第5跖骨基底后陷中（腰腿痛） 京骨：第5跖骨基底前下方（主头痛眩晕、腰腿痛） 束骨：第5跖骨小头后下方（主头痛眩晕、腰腿痛）
足阳明胃经	头、面、口、鼻、齿、喉、胃、肠、精神	外膝眼－足三里－解溪－第2、3跖骨间－第2趾外侧	解溪：踝前横纹中点、两筋间（主头面） 脑清：解溪上2横指、胫骨外缘（主嗜睡、头晕、健忘症） 内庭：第2、3跖趾关节背侧（主消化）
足少阳胆经	头、颞、耳、目、喉、胸胁、精神	小腿外侧－外踝前－第4、5跖骨间－第4趾外侧	悬钟：外踝尖上3寸腓骨前缘（主颈、胸、胁、腰、腿痛） 足临泣：第4、5跖骨结合部前陷中（主头痛、头晕、胁痛、目疾）
足太阴脾经	胃、肠、生殖、小便	第1跖、趾内侧－内踝后－三阴交－阴陵泉	太白：第1跖骨小头后下（主胃肠病） 公孙：第1跖骨基底下缘陷中（主胃腹病）
足厥阴肝经	小腹、生殖、小便、胃、肠、精神	足大趾外侧－第1、2跖骨间－内踝前－小腿内侧	行间：第1、2趾蹼后约5分（主失眠、尿道症、月经病、目疾） 太冲：第1、2跖骨结合部前陷中（同上） 中封：内踝前缘陷中（主男科、尿道病）
足少阴肾经	小腹、生殖、小便、肠、喉、肺	涌泉－足内侧－太溪－小腿内侧	大钟：太溪后下方（主胸症） 水泉：太溪下1寸陷中（主妇科病） 照海：内踝尖下陷中（主妇科病） 复溜：太溪上2寸跟腱前缘（主腹症）

4．常见皮肤问题辨证加减　皮肤位于人体表面，成人皮肤的面积为1.2~2m²，是一个面积广大的器官。

（1）皮肤的组织结构

1）表皮：是皮肤的浅层，由角化的复层扁平上皮构成，一般厚度为0.07~0.12mm，分为以下几层。

角质层：最浅层，由几层或几十层扁平无核的角质细胞组成，最表面的细胞连接不牢，故容易脱落，称"皮屑"。

透明层：在厚的表皮内，特别是手掌和足底，由2~3层扁平无细胞组成，具有丰富的磷脂蛋白。

颗粒棘层：位于颗粒层深面，由4~10层多边形细胞组成，参与创伤愈合。

颗粒基底层：位于表皮的最深层，由柱状细胞组成，其胞质中含有黑素颗粒。当黑素细胞受刺激，功能亢进而黑素增多时，出现黄褐斑等皮肤色素沉着。

2）真皮：位于表皮的深面，主要由纤维母细胞及其产生的胶原纤维、弹力纤维、网状纤维及基质组成。是皮肤代谢和物质交换的地方，其胶原是血管、淋巴、神经及皮肤附属器的支架。网状纤维是未成熟的胶原纤维，过度增生时形成瘢痕，过度减少时则皮肤萎缩、变薄。真皮内含的水分及血液丰富时，皮肤红润光泽、嫩润丰满、富有弹性。

3）皮下组织：也叫浅筋膜，由疏松结缔组织和脂肪组织组成。适度的皮下脂肪可使人显得丰满，皮肤细腻柔嫩、红润光泽、富有弹性。

4）皮肤附属器

毛发：分为长毛、短毛和毳毛3种；按结构分为毛干（位于皮肤外）和毛根（位于皮肤内）。

皮脂腺：位于真皮内，与毛囊相连，可分泌皮脂。头部皮脂腺分泌过多可形成脂溢性脱发，反之发干易折、无光泽；面部皮脂腺分泌过多，加之毛囊口阻塞和细菌侵入，可形成痤疮。

汗腺：位于真皮和皮下组织，性激素影响其分泌。

指（趾）甲：为表皮角质层增厚而成，分甲体、甲床、甲根3部分。

（2）皮肤的功能

1）保护：抗酸、抗碱、耐摩擦，阻挡异物和病原体侵入，抑制细菌和真菌繁殖，阻止体液丢失，吸收紫外线，避免伤害。

2）分泌及排泄：分泌汗液及排泄皮脂。

3）吸收：有一定的吸收水分和脂溶性物质（如维生素A、维生素D、维生素K，睾酮、孕酮、雌激素等）作用，美容化妆品即通过吸收作用起效。

4）感觉：包括触觉、冷觉、温觉、痛觉、干湿觉、软硬觉、平滑粗糙觉等。

5）体温调节：保持37℃的正常体温。

6）其他：再生、参与机体新陈代谢、储水等多种功能。

（3）人体皮肤的组织病理：各种致病因素，可引起皮肤组织的多种病理改变。

1）角化过度：角质层增厚，其细胞形态正常，可伴有或不伴颗粒层或棘层增厚。常见于先天性皮肤病及疣病毒感染类皮肤病。

2）角化不全：角化过程不完全，在角质层中有残存的细胞核。常见于皮炎及银屑病。

3）角化不良：棘层及颗粒层中，部分细胞形态不正，过早角化。常见于部分先天性皮肤病及部分肿瘤。

4）毛囊角栓：毛囊上部过度角化，在毛囊口部形成角质栓。

5）颗粒层增厚：多伴有角化过度，颗粒层层次增多。常见于慢性炎症皮肤病、红斑狼疮、扁平苔藓。

6）棘层增厚：表皮生发层增厚，棘层层次增多。常见于慢性皮炎、红斑鳞屑类皮肤病。

7）表皮萎缩：棘层层次减少、表皮突消失、表皮变薄，可伴真皮皮下脂肪萎缩，如皮肤异色病。

8）表皮水肿：包括细胞内水肿和细胞间水肿，常见于病毒感染、接触性皮炎、湿疹等。

9）基层细胞液化变性：基层细胞由于炎症引起变性，失去正常结构，与表皮、真皮界线变模糊，常见于红斑狼疮、日光性皮炎。

（4）常见皮肤问题辨证加减：包括色素障碍性疾病和皮肤附属器疾病。

1）色素障碍性疾病：病理、临床表现和点穴治疗见表3-2。

表3-2　色素障碍性疾病

名称	原因	病理	临床变现	点穴治疗
雀斑	有遗传倾向；日晒、X线、紫外线可促发	表皮基底层黑素增多，但黑素细胞密度并不增加	约在5岁出现，青春期加重，多在鼻及两颊，为浅褐色点状色素沉着斑，圆形或卵圆形，一般直径0.2cm以下，表面光滑，孤立存在，不融合	合谷（双）、太冲（双）、肺俞（双）、肾俞（双）。点揉斑点中心（1分钟/点）
黄褐斑	妊娠、日晒、精神因素、某些慢性疾病或药物	黑素细胞的黑素形成活跃	多在颧部、前额、两颊，为淡棕色到褐色的色素斑，无炎症及鳞屑，无自觉症状，随内分泌等的变化而变化	太阳、阴陵泉、足三里、合谷、大椎、肺俞。月经不调加三阴交、关元；大便异常加天枢
Riehl黑变病	日晒、维生素缺乏、营养不良、使用粗制化妆品	表皮轻度角化，棘层下部细胞间水肿，血管周围炎性细胞浸润	主要在面部，为灰紫、深褐到褐黑色斑。初为网点状，后融合成片，境界不清，有微红鳞屑粉尘样外观、轻度毛细血管扩张和毛囊口角化，伴轻度乏力等全身症状	耳穴：肝、肾、肺、内分泌、皮质下、交感、神门、面颊。体穴：肺俞（双）、肾俞（双）
颞颧部点状色素斑	不明，与妇科病、卵巢功能紊乱，以及精神因素有关	不明，可能与性腺类固醇激素变化有关	为米粒到绿豆大小皮疹，点状，散在或成团，点片状对称分布；可伴月经紊乱、精神和性功能障碍	照海、然谷、十七椎（L_5棘突下）
Civatte皮肤异色病	不明，可能与内分泌紊乱及日晒有关	表皮棘层少，基层不规则色素沉着	颈侧、上胸、面颊、耳后红褐色至青铜色的网状色素斑，杂有毛细血管扩张和表浅萎缩性淡白点，偶有瘙痒和灼痛	同Riehl黑变病

2）皮肤附属器疾病：见表3-3。

表3-3　皮肤附属器疾病

类别	选穴
寻常痤疮（粉刺）	合谷（双）、中极、大赫、大肠俞、肝俞、大椎、肺俞，脾俞、膈俞
面部皮肤保养	合谷、手三里、太冲、攒竹、瞳子髎、睛明、四白、阳白

二、佛医拿捏手法

佛医学在治疗技法中，有一种与中医按摩相类似的"拿捏法"。拿捏和按摩都是一种外治方法，从中医学理论来看，人与自然是一个阴阳相互维系的整体，在阴阳平衡的情况下，保持着与自然界的协调，维持着正常生理活动。若阴阳的某一方面或盛或衰，就会使阴阳推动相对的动态平衡而发生病变，拿捏和按摩能使人体阴阳恢复平衡，从而达到祛病目的。

同时，人体气血运行与内脏的关系十分密切，不仅气血在经脉中运行与脏腑发生直接的联系，而且气血的所有运行过程都要受脏腑的控制。因此，拿捏和按摩可以通过推动和激发气血运行，疏通郁闭，补养气血，协调脏腑功能，调节神经系统，对人体健康起到治病保健的双重作用。

例如，运用"拿捏法"捏痛手指，就可治疗五脏疾病。捏大拇指治腹部疾病，捏示指治肺脏疾病，捏中指治心脏疾病，捏环指治脾脏疾病，捏小指治肾脏疾病。

拿捏部位与主治疾病，见表3-4。

表3-4　拿捏部位与主治疾病

拿捏部位	主治	相关经络
拇指	腹部疾病	手太阴肺经止点
示指	肺脏疾病	手阳明大肠经起点
中指	心脏疾病	手厥阴心包经止点
环指	脾脏疾病	手少阳三焦经起点
小指	肾脏疾病	手太阳小肠经起点和手少阴心经止点

这里还需要强调，拿捏前要摩擦双手，使之发热，这样可增强治疗效果。

三、点穴法

（一）循经脉主要腧穴点穴法

点穴，是中医最常用的手法调理之一，多是根据经络学的原理点经脉上的腧穴（即穴位），但十四经脉腧穴繁多，记忆及运用都比较困难。大量的临床统计学规律表明，十四经脉都有疗效卓著的主要腧穴，其功效主治如表3-5所示。

表3-5　十四经脉主要腧穴及其功效主治

经络	功能主治	主要腧穴
手太阴肺经	喉、胸、肺、肩、背、臂、手病	中府、尺泽、列缺
手阳明大肠经	头、面、五官、咽喉、肠、大便病及热症	商阳、合谷、曲池
足阳明胃经	胃肠、神志及头、面、目、鼻、口、齿病	天枢、足三里、内庭
足太阴脾经	脾胃、妇科病及身重无力、畏寒肢冷	三阴交、阴陵泉、血海
手少阴心经	心胸、神志病及胁痛、手心发热	极泉、少海、神门
手太阳小肠经	少腹、头项、耳目、咽喉病及热病、神志病	后溪、肩贞、天宗
足太阳膀胱经	头、项、目、背、腰、下肢病及神志病	心俞、委中、承山
足少阴肾经	妇科、前阴、肾、肺病及痿弱、足心热	涌泉、太溪、阴谷
手厥阴心包经	心、胸、胃、神志病及肘臂挛急、掌心发热	曲泽、内关、劳宫
手少阳三焦经	头、耳、目、胸胁、小便病及腹胀、水肿	外关、肩髎、翳风
足少阳胆经	口苦、目眩、腋痛、足外侧痛热	率谷、肩井、阳陵泉
足厥阴肝经	肝、妇科、前阴病及胁胀痛、胸闷、少腹肿	太冲、曲泉、章门
督脉	神志、热病、腰背头部病症及相应内脏病	腰俞、命门、大椎
任脉	腹、胸、颈、头面部病症及相应内脏病	关元、气海、中脘

具体操作方法为：有本经脉病证，即可点本经脉常见腧穴，点穴的力度为3kg，时间为每个穴位点20秒。

（二）循经筋主要腧穴点穴法

临床实践表明，按照不同的亚健康表现，循相应的经筋，点相应的腧穴进行调理，切实有效。各经筋走行顺序及主要腧穴、主治病证，见表3-6。

表3-6　经筋走行顺序、主要腧穴及主病

经筋	走行顺序及主要腧穴	本经病证
手太阴	少商—太渊—尺泽—天府—极泉—缺盆—肩髃—缺盆—膺窗—中脘—章门	拇指外侧、腕掌外侧、前臂掌侧、肘外端、腋下、锁骨上窝、肩前、锁骨上窝、前胸、上腹和胁肋掣引转筋疼痛，甚成"息贲"（胃气逆，膈肌痉挛）
手厥阴	中冲—曲泽—天泉—章门	中指端掌侧、前臂掌侧、肘中、上臂内侧、腋下和胁肋抽筋痉挛疼痛，甚成胸痛、气逆症
手少阴	少冲—神门—少海—极泉—乳中—膻中—中脘—神阙	小指内侧、腕掌内侧、肘内端、腋下、乳内侧、前胸、上腹和脐掣引转筋疼痛，甚成"内急"（胸膈痉挛）
手太阳	少泽—阳谷—少海—极泉—肩贞—臑俞—肩中俞—完骨	小指、肘内侧、上臂内侧、腋部、肩胛及颈部疼痛。耳鸣、视物不清以及颈部筋结或肿痛
手少阳	关冲—中渚—阳池—外关—肩髎—天牖—颔厌	环指、第4、5掌骨背侧、前臂背侧、肘尖、上臂背侧、肩后部、颈侧、耳前、眼外角以及额角掣引转筋，或舌部卷缩
手阳明	商阳—合谷—阳溪—肘髎—肩髃—肩髎—天宗—肺俞—天鼎	示指端外侧、第1、2掌骨背侧、腕外侧、肘外侧、肩前部、肩后部、肩胛下、肩胛内和颈侧掣引疼痛而转筋，肩不举及颈部旋转不利
足太阴	隐白—商丘—阴陵泉—冲门—神阙—章门—膻中	踇趾至内踝、膝内、大腿内侧、阴部抽筋扭痛，向上可致脐、腹、胁、胸及脊柱内抽痛
足少阴	涌泉—太溪—复溜—阴陵泉—冲门—夹脊—天柱—玉枕	主要是拘挛证、痉证和痫证。所经过处疼痛抽筋，以足下为重。背侧病，不能俯身；腹侧病，不能后仰

续表

经筋	走行顺序及主要腧穴	本经病证
足厥阴	大敦—中封—曲泉—阴包—急脉	跗趾、内踝、小腿内侧及大腿内侧疼痛抽筋，男女生殖器病变
足太阳	至阴—申脉—昆仑—合阳—委中—殷门—承扶—上髎—白环俞—大杼—天柱—玉枕	足小趾掣引，足跟部肿胀、疼痛，腘中拘挛，脊柱反张，项部筋拘急，肩不能上举，腋部牵引至缺盆处疼痛，肩部不能左右摇摆
足少阳	足窍阴—足临泣—丘墟—悬钟—阳陵泉—风市—章门—中府—缺盆—天髎—百会	足第4趾转筋，牵引膝外侧抽筋，膝关节屈伸不利，腘部的筋拘急，前面牵引髀部，后面牵引尻部，再向上涉及胁下、缺盆、侧胸乳部及颈部等处所维系的筋都发生拘急
足阳明	厉兑—冲阳—解溪—足三里—髀枢—京门—脾俞	足中趾至胫部抽筋，脚背的筋跳动而坚硬，膝上部抽筋，髋前肿痛，阴囊肿大，突发缺盆及颊部掣引、口歪，寒证眼不能闭、筋弛口歪；热证眼不能张、筋挛口歪

　　注：为了统一用穴位描述，某些部位以其他经筋的腧穴表示。如手太阴经筋走行的胁肋部位，用足厥阴经筋的章门穴表示。

　　具体操作方法为：有本经筋病证，即可点本经筋主要腧穴，需视病情补泻，顺经、力弱、时间长为补，逆经、力强、时间短为泻。点穴的力度为3kg（弱力）或4kg（强力），时间为每个穴位点10秒（短）或30秒（长）。例如：有手太阴经筋病症，虚者补，按少商—章门顺序、3kg力度、点30秒；实者泻，按章门—少商顺序、4kg力度、点10秒。

四、循经脉压推法

　　用手掌持续保持一定按压力，沿特定路线推移，称压推手法。比起间断性按压特定路线，有更加持续、连贯和更强的补泻作用。部位、经脉和补泻路线，如表3-7所示（经脉的主症见"循经脉主要腧穴点穴法"）。

表3-7　循经脉压推法

部位	经脉	补法	泻法
上肢掌侧	①手太阴肺经（桡侧） ②手厥阴心包经（中部） ③手少阴心经（尺侧）	肩—手指	手指—肩
上肢背侧	①手阳明大肠经（桡侧） ②手少阳三焦经（中部） ③手太阳小肠经（尺侧）	手指—肩	肩—手指
下肢内侧	①足太阴脾经（前） ②足厥阴肝经（中） ③足少阴肾经（后）	足趾—腹股沟	腹股沟—足趾
下肢外侧	足少阳胆经	股骨大转子—足趾	足趾—股骨大转子
下肢前面	足阳明胃经	髋—踝	踝—髋
下肢后面	足太阳膀胱经	臀—足跟	足跟—臀

操作中应协调好压力和推力的比例，否则不是推不动就是推而无力，一般规律是压力占40%、推力占60%。此外，除直接压推，尚可用乳油类介质或隔治疗巾压推。

其他部位推的方向如表3-8。

表3-8　循经脉压推其他部位手法

颈项部	①锁骨上窝推向颈侧部；②推向肩胛冈及肩关节上后方
背部	①先直推向上，再弧形向外推，逐渐上升；②斜向外上方
腰部	侧方
臀部	①从骶骨直推向上，再弧形向外推；②沿髂嵴弧形由内向外
肋部	沿肋骨走行，斜向外上方，指向腋部
腹部	①从腹部斜向内下方推向腹股沟部；②顺时针方向圆形推摩

五、淋巴推压排毒法

1. 淋巴系统的功能　淋巴液是躯体组织细胞之间重要的体液，有助于维持血液和组织内适当的体液平衡。淋巴结或淋巴腺可过滤和摧毁致病微生物，对防止感染等起到重要作用。

2. 机制　由于淋巴管是不会搏动的，所以只有当其周围的肌肉收缩压迫淋巴管时，淋巴液才会流动。此法即通过捏、压手法，加快淋巴液流动。

3. 作用　通过改善淋巴液流动，增强身体对抗疾病的能力。

4. 操作要领　术者用双手捏（或压）紧患肢，并向指定方向推动。各部位推的方向如表3-9所示。

表3-9　淋巴推压排毒法

部位	推的方向
颈项部	①从锁骨上窝推向颈侧部；②推向肩胛冈及肩关节上后方
背部	①先直推向上，再弧形向外推，逐渐上升；②斜向外上方
腰部	侧方
骶部	从骶部经腰、背部推向肩后部（先直推向上，再弧形向外推，逐渐上升）
臀部	①先从骶骨直推向上，再弧形向外推；②沿髂嵴弧形由内向外
锁骨上窝	从锁骨上窝推向颈侧部（斜向外上方）
上臂	从肘窝部处推向肩前部
前臂	从腕掌侧部推向肘窝部
胸部	从胸部推向肩前部（弧形向外上方）
肋部	沿肋骨走行，斜向外上方，指向腋部
脘部	顺时针方向圆形推摩
腹部	从腹部推向腹股沟部（斜向内下方）
大腿	从膝内侧部推向腹股沟部
小腿	从内踝部推向膝内侧部

六、香薰按摩疗法

香薰按摩疗法，又称香薰调理，是一种使用植物香薰油按摩，通过被皮肤吸收，起到调节身心平衡的按摩疗法。

植物香薰油是从植物的花、叶、茎、皮和根中提取，是香薰植物的精髓，分为刺激和振奋身心，改善身体功能，以及放松和镇静三种类型，可用于按摩、沐浴、喷雾等方面。

（一）香薰油作用分类

1. 佛手柑香薰油

作用：恢复体力。

主治：油性皮肤、痤疮、精神不振、消毒、驱赶昆虫。

2. 鼠尾草油

作用：提神、保暖、放松。

主治：高血压、痛经、止血。孕期禁用。

3. 桉叶油

作用：降体温。

主治：感冒、头痛、哮喘、咳嗽、支气管炎、消毒。

4. 柠檬草油

作用：兴奋、去汗、恢复体力。

主治：肌肉酸痛、消化系统症状、痤疮、止血、杀菌。

5. 黑胡椒油

作用：保暖、兴奋、增强体能。

主治：肌肉酸痛、牙痛、消化系统紊乱。

6. 天竺葵油

作用：平衡、放松、安神。

主治：精神不振、绝经症状。

7. 薰衣草油

作用：平衡、复原、止痛镇定、放松。

主治：失眠、精神不振、偏头痛、鼻喉炎、风湿痛、扭伤、高血压、消化系统紊乱。

8. 迷迭香油

作用：兴奋、恢复精力、改善记忆力。

主治：消化及呼吸系统症状、头皮屑、关节痛、利尿、消毒。

9. 茉莉油

作用：刺激感官、振奋情感、放松、镇静、止痛。

主治：皮肤护理、精神不振、各种疼痛、呼吸不畅。孕期禁用。

10. 橙花油

作用：提神、放松、镇静止痛。

主治：皮肤老化、焦虑、失眠、精神不振。

11. 檀香油

作用：放松、镇静止痛、刺激感官。

主治：干性皮肤、痤疮、咳嗽。

12. 依兰香精油

作用：刺激感官、镇静止痛、放松提神。

主治：皮肤护理、焦虑、精神不振、高血压。

（二）按摩的方法

针对症状，在涂抹适宜的植物香薰油后，运用推摩、压、揉、拿、抖等手法，但关键是运动的方向。

1. 俯卧位

（1）颈、背、腰、骶部

1）抚推全背，沿3条线推。

2）按揉冈上窝部肌肉，由轻渐重、由浅入深，异常改变处（多在肩内俞、肩井、巨骨处）多按揉片刻。

3）中等力度按揉棘突旁肌肉（$C_7 \sim L_5$）。

4）按揉棘突端部两侧肌肉附着处（拇指伸直、示指屈曲呈 V 状，按并弧形揉动），$C_7 \sim L_5$。

5）按压腰两侧肌肉敏感处，逐渐用力、按至微痛舒适为度，持续压力不变，每个点10~20秒。

6）压推3条线（督脉与膀胱经内侧线），由第7颈椎到骶椎。

7）按拨臀部肌肉，由轻渐重、由浅入深，异常改变处多按揉片刻。

（2）腿后部

1）按抚全腿，由大腿推向小腿。

2）推、压、揉、拿、抖腿部肌肉。

3）顺次点按承扶、殷门、委中、承山、昆仑和太溪。

2. 仰卧位

（1）胸：顺时针方向（由上往下打圈）推乳。

（2）腹

1）"八"字形摩腹、顺时针摩腹及捋腰各10次，同方向抖及错动抖。

2）点按腹部三条线（任脉及足阳明胃经）22穴（上脘、中脘、下脘、气海、关元、中极、梁门、关门、滑肉门、水道、归来、气冲、天枢、冲门），每处穴位10~20秒。

（3）臂部

1）推、拿、揉全臂。

2）点按劳宫、合谷、内关、外关、手三里、曲池。

3）推肌腱缝隙。

（4）腿前部

1）推、揉、拿、抖全腿肌肉。

2）点按伏兔、梁丘、血海、阳陵泉、阴陵泉、足三里、三阴交、解溪，每处穴位10~20秒。

3）"4"字（屈膝，髋关节外展、外旋）分腿姿，压推大腿内侧肌肉。

4）反"4"字（屈膝，髋关节内收、内旋）合腿姿，压10秒。

5）牵拉下肢、踝，背伸牵10秒。

第二节 针灸调理

针灸调理，主要是针对亚健康的表现，对症治疗，较为简单实用，可分为毫针、刃针和节气艾灸、点穴、拔罐三大类。

一、毫针

（一）头痛

1."偏正头风痛难医，丝竹金针亦可施，沿皮向后透率谷，一针两穴世间稀。"

丝竹空穴沿皮向后透率谷穴。

2."偏正头风有两般，有无痰饮细推观，若然痰饮风池刺，倘无痰饮合谷安。"

有痰刺风池穴，无痰饮刺合谷穴。

3."偏正头痛左右针（左痛针右），列缺、太渊不用补。"

偏正头痛缪刺（左痛针右，右痛针左）列缺穴和太渊穴，用泻法。

4."攒竹丝空主头疼，偏正皆宜向此针，更取大都除泻动，风池针刺三分深；曲池合谷先针泻，永除沉疴病不侵，依此下针无不应，管教随手便安宁。"

偏正头痛，针攒竹穴、丝竹空穴为主，再刺曲池穴、合谷穴（泻法），以及大都穴（泻法）、风池穴（三分深）。

（二）便秘

1."大便闭结不能通，照海分明在足中，更把支沟来泻动，方知妙穴有神功。"

便秘，先针照海穴，再刺支沟穴（用泻法）。

2."大便虚秘补支沟，泻足三里效可拟。"

因虚便秘补支沟穴，泻足三里穴。

（三）脾胃功能低下

1."脾家之症自多般，致成翻胃吐食难，黄疸亦须寻腕骨，金针必定夺中脘。"

脾胃病症状较多，反胃、呕吐等，针腕骨穴和中脘穴。

2."脾病血气先合谷，后刺三阴交莫迟。"

脾胃病先针合谷，后刺三阴交。

3."若是胃中停宿食，后寻三里起璇玑。"

胃停宿食纳呆、无食欲等，针足三里穴。

4."胸膈痞满先阴交，针到承山饮食喜。"

胸胁胀满，先针三阴交穴，再针承山穴。

5."肚腹浮肿胀膨膨，先针水分泻建里。"

肚腹胀满，先针水分穴，再刺建里穴（用泻法）。

6."脾泄之症别无他，天枢二穴刺休差，此是五脏脾虚疾，艾火多添病不加。"

脾虚泄泻，刺天枢穴，宜补多灸。

7."内伤食积针三里（手足），璇玑利膈块亦消。"

伤食食欲不振，针手三里、足三里和璇玑穴。

8."泄泻肚腹诸般疾（足），三里内庭功无比。"

泄泻和肚腹其他症状，针足三里穴和内庭穴。

9."噫气吞酸食不投，膻中七壮除膈热。"

嗳气、烧心、纳呆，灸膻中穴（七壮）。

（四）肾虚（性功能减退、尿频）

1."肾败腰虚小便频，夜间起止苦劳神，命门若得金针助，肾俞艾灸起迍邅。"

肾虚夜尿多，针命门穴，艾灸肾俞穴。

2."肾败腰疼小便频，督脉两旁肾俞除。"

肾虚腰痛、尿频，针肾俞穴。

二、刃针

（一）主要腧穴（表3-10）

大椎、肝俞、脾俞、肾俞。

表3-10 刃针调理主要腧穴

名称	定位	层次	针型	方向	深度	针法	配法	注意
大椎穴	C_7棘突下凹陷中	皮肤—皮下组织—斜方肌腱—棘上韧带—棘间韧带	Ⅱ型	直刺	棘上及棘间韧带移行部	纵行十字切刺2~3组	拔罐、放血	不宜过深，有针感向背、肩放散即可
肝俞穴	T_9棘突旁开1.5寸	皮肤—皮下组织—斜方肌—背阔肌—下后锯肌—竖脊肌	Ⅱ型	直刺	竖脊肌	纵行十字切刺2~3组	拔罐、放血	不宜过深，以免误入胸腔
脾俞穴	T_{11}棘突旁1.5寸	皮肤—皮下组织—背阔肌—下后锯肌—竖脊肌	Ⅱ型	直刺	竖脊肌	纵行十字切刺2~3组	加热3~5分钟	不宜过深，以免误入胸腔及防止过热灼伤
肾俞穴	L_2棘突旁开1.5寸	皮肤—皮下组织—背阔肌腱膜与胸腰筋膜浅层—竖脊肌	Ⅱ型	直刺	竖脊肌	纵行十字切刺2~3组	加热3~5分钟	不宜过深，以免误入胸腔及防止过热灼伤

（二）对症调理腧穴

1. 疲劳甚重　取心俞、神堂、厥阴俞、膏肓（表3-11）。

表3-11 刃针调理疲劳甚重取穴

名称	定位	层次	针型	方向	深度	针法	配法	注意
心俞穴	T₅棘突旁开1.5寸	皮肤—皮下组织—斜方肌—菱形肌下缘—竖脊肌	Ⅱ型	向脊柱方向刺	竖脊肌	纵行十字切刺2~3组	加热3~5分钟	不宜过深，以免误入胸腔及防止过热灼伤
神堂穴	T₅棘突旁开3寸凹陷	皮肤—皮下组织—斜方肌—菱形肌—竖脊肌	Ⅱ型	直刺	竖脊肌	纵行、横行切刺各3下	加热3~5分钟	不宜过深，以免误入胸腔及防止过热灼伤
厥阴俞穴	T₄棘突旁开1.5寸	皮肤—皮下组织—斜方肌—菱形肌—竖脊肌	Ⅱ型	直刺	竖脊肌	纵行十字切刺2~3组	加热3~5分钟	不宜过深，以免误入胸腔及防止过热灼伤
膏肓穴	T₄棘突旁开3寸	皮肤—皮下组织—斜方肌—菱形肌—竖脊肌	Ⅲ型	直刺	竖脊肌	纵行切刺、横行切割各3下	加热3~5分钟	不宜过深，以免误入胸腔及防止过热灼伤

2. 头痛重　取百会（表3-12）。

表3-12 刃针调理头痛重取穴

名称	定位	层次	针型	方向	深度	针法	配法	注意
百会穴	两耳尖连线中点	皮肤—皮下组织—帽状腱膜—帽状腱膜下疏松组织	Ⅲ型	直刺	帽状腱膜下疏松组织	"米"字切刺一组	挤血	可纵或横斜刺至四神聪穴

3. 烦躁易怒、面红口苦、头痛目眩　取太冲、太溪（表3-13）。

表3-13　刃针调理烦躁易怒取穴

名称	定位	层次	针型	方向	深度	针法	配法	注意
太冲穴	第1、2跖骨间隙后方凹陷中	皮肤—皮下组织—踇长与趾长伸肌腱间—踇短伸肌腱外侧	Ⅲ型	直刺	踇短伸肌腱间	纵行切刺2~3下	拔罐、放血	①避开显露的静脉；②指压入针，以推开腓深神经
太溪穴	内踝尖与跟腱之间凹陷中	皮肤—皮下组织—胫后肌腱等之间—踇长屈肌	Ⅲ型	直刺	踇长屈肌	纵行切刺2~3下	挤血少许	勿过深，以免误伤胫神经和胫后动、静脉

4. 神疲乏力、面色无华、心悸气短　取足三里、三阴交（表3-14）。

表3-14　刃针调理神疲乏力取穴

名称	定位	层次	针型	方向	深度	针法	配法	注意
足三里穴	外膝眼下3寸距胫骨前缘一横指	皮肤—皮下组织—胫骨前肌—小腿骨间膜	Ⅱ型	直刺	小腿骨间膜	纵行十字切刺2~3组	加热3~5分钟	勿穿过骨间膜，勿过热以防灼伤
三阴交穴	内踝尖上3寸，胫骨内侧缘后方	皮肤—皮下组织—趾长屈肌—胫骨后肌—踇长屈肌	Ⅲ型	直刺	踇长屈肌	纵行切刺2~3下	加热3~5分钟	勿过于深入，以免误伤胫神经、动脉、静脉，勿过热以防灼伤

5. 关节疼痛　关节周围压痛点及软组织异常改变处，Ⅱ型刃针，垂直进入，达病灶肌肉层（患者感酸、沉、胀、重、微痛）；术者感觉比正常软组织硬、厚，纵行或横行切割，必要时行十字切割。

三、节气艾灸、拔罐

1. 二十四节气保健灸　二十四节气保健灸是在二十四个节气之日，对特定腧穴施以艾灸的治疗方法。冬至、小寒、大寒、立春、雨水、惊蛰、春分、清明、谷雨、立夏、小满、芒种是大自然由阴转阳的时节，选穴大椎、气海、足三里，每穴灸10~15分钟；夏至、小暑、大暑、立秋、处暑、白露、秋分、寒露、霜降、立冬、小雪、大雪是大自然由阳转阴的时节，选穴命门、肾俞、涌泉、足三里，每穴灸10~15分钟。

2. 循经拔罐　大椎穴为督脉诸阳之汇，应为重点；其次为膀胱经的肺俞、心俞、肝俞、胆俞、脾俞、胃俞、肾俞、三焦俞，左右各1罐：十七椎1罐，共18罐。掌握"实者重拔，虚者轻拔"的原则。均不超过15分钟，每周施拔1次。

第三节　中药调理

中药调理，是主要的内治调理方法，分为气、血、痰、食调理和对症调理两类。

一、气、血、痰、食调理

分析亚健康状态的平衡失调，主要集中在气、血、痰、食上，而调气首推"四君子汤"，调血首推"四物汤"，调痰首推"二陈汤"，调食首推"平胃散"。《医学传心录》一书中，对此四方有简约精妙的灵活组合，非常适合于临床运用。

（一）四君子汤加减歌

四君（人）参（白）术茯苓（甘）草，补中益气诚如宝（四君子汤：人参、茯苓、白术、甘草四药组成）。

加入陈皮名异功（散），气虚自汗黄芪好（四君子汤加陈皮名异功散）。

方加橘（皮）半（夏）六君汤，健脾和胃无如此（四君子汤加橘皮、半夏名六君子汤）。

香砂配对食能消，呕吐胃寒丁（香）藿（香）使（四君子汤加香附、砂仁，名香砂六君子汤）。

十全四物四君兼，芪桂生姜大枣煎，滋血气令脾胃壮，劳伤虚弱最为先（十全大补汤：即四君子汤和四物汤，再加黄芪、肉桂、生姜、大枣）。

养荣汤与十全同，五味远陈要去芎（人参养荣汤：十全大补汤去川芎，加五味子、远志、陈皮）。

倦瘦少颜潮有汗，梦遗龙骨（牡）蛎（莲）须逢。

潮热无汗当归（白）芍，半夏柴胡葛粉着。

自汗陈（皮）（黄）芪熟地当（归），牡蛎乌梅酸枣（白）芍。

心窝有汗别处无，生地陈（皮）（当）归酸枣（仁）扶，麦冬白芍黄连炒，辰砂（乌）梅（大）枣四君（汤）符。

劳倦辛苦身无热，麦（冬）（五）味陈（皮）（黄）芪除茯（苓）歇。

痞满气壅正气虚，陈（皮）（当）归木香砂仁列。

健忘（黄）芪远（志）木香菖（蒲），龙眼（肉）当归酸枣（仁）良。

头疼吐水六君汤，（当）归（黄）芪木香与炮姜。

气虚短促喘无痰，（人）参橘（红）砂仁苏子添，桑皮当归姜（大）枣化，沉香磨水木香兼。

霍乱止后头身痛，口干发热肢虚缠，五味当归柴（胡）白芍，乌梅栀子麦冬陈（皮）。

体重酸疼兼嗜卧，口淡恶寒小便数，六君（汤）加上（白）芍（黄）连（黄）芪，泽泻柴胡羌（活）独活。

肥人眩晕六君（汤）加，（川）芎（当）归（黄）芪桔（梗）（白）芷天麻。

遗浊四君（汤）加益智（仁），陈（皮）（黄）芪熟地（当）归升麻。

痞满槟榔枳实（黄）连，目赤血壅龙胆（草）添。

头疼川芎蔓荆子，泻加（白）芍泽（泻）茯苓煎。

汗多（黄）芪（白）术（当）归身好，以后添加俱不少。

脑疼藁本细辛加，额疼升麻（白）芷葛（根）（甘）草。

口渴咽干葛（根）（花）粉寻，有痰贝母最为尊，嗽加五味（子）桑皮是，不寐宜加酸枣仁。

食伤食少加神曲，麦芽枳实山楂炒。

虚火上炎知（母）（黄）柏添，玄参加入服之好。

内热（黄）芩（黄）连花粉施，下身无力（杜）仲牛膝。

脚弱木瓜防己加，身热地黄生用之。

惊悸怔忡远（志）茯神，石菖（蒲）柏子（仁）并煎吞，麦冬五味（子）同酸枣（仁），山药山萸总可寻。

六君（汤）远志薏米（当）归，莲肉山楂山药辉，桔（梗）（黄）连扁豆（黄）芪神曲，壮健元阳助脾胃。

阴虚劳嗽去（人）参煎，小便如常白茯（苓）嫌，饮食恶餐宜服此，内伤劳役效通仙。脾为后天之本，又为万物之母，方之加减，多利于脾也。

（二）四物汤加减歌

四物芎归芍地黄，女科诸症最为良，调经养血医虚损，胎产无如用此方。

参术茯甘号八珍，气虚血弱称功捷，

十全加入桂黄芪，大补真元与血虚。

弱加参苏（饮）号补心（汤），心虚血少梦中惊，产后感寒宜服此，不须加减妙如神［四物汤合参苏饮（人参、紫苏、葛根、前胡、半夏、赤茯苓、枳壳、桔梗、陈皮、甘草）名补心汤］。

晡时发热本阴虚，方加知柏可全除（四物汤加知母、黄柏，名知柏四物汤）。

骨蒸劳热柴（胡）（黄）芪鳖（甲），知母仍须地骨皮。

妇人经水适然来，似疟原汤对小柴（即四物汤合小柴胡汤）。

妊娠月水时时下，胶艾添之止漏胎（四物汤加阿胶、艾叶，名胶艾四物汤，治崩漏下血）。

经水过期为血少，倍加熟地酒黄芩。

经因气阻先为疼，香附莪（术）（三）棱复自行。

月经紫黑及先期，方入（黄）芩（黄）连共丹皮。

受寒经瘀小腹痛，桃仁乌（药）（香）附莫迟疑。

瘦人血枯经水闭，桃仁增入本方治。

肥人色淡属瘀痰，配合二陈（汤）为一剂。

经水行来太去多，柴（胡）（黄）芩（黄）连（黄）柏可同科，尤加荆芥（炒黑）升（麻）羌（活）独（活），升提其气自安和。

（三）二陈汤加减歌

二陈橘半茯苓草，清气化痰为至宝（二陈汤：陈皮、半夏、茯苓、甘草四药组成）。

膈上不宽加枳（实）桔（梗），火旺生痰（黄）芩（黄）连好。

（人）参（白）术加名六君汤，健脾和胃无如此。

中脘寒痰去人参，香（附）砂（仁）炒用皆能止。

饮食过饯（与餐同）不克消，麦（芽）（神）曲山楂厚朴调，再加枳实黄芩炒，何愁体虚脾胃弱。

咳嗽生痰分寒热，热加（黄）芩（黄）连并枳（壳）桔（梗），寒痰枳（壳）砂（仁）配原方，化气胸中痰自灭。

风寒外感嗽何辜，二陈（汤）枳（壳）桔（梗）与前胡，苏（梗叶）葛（根）杏（仁）桑（皮）能清肺，木香调气号参苏（饮）。

二陈半夏性本燥，血虚发渴皆不要，四物汤中不必加，贝母代之专夺效（血虚咳嗽，虽然有痰，但因口渴，不宜用辛燥药。用二陈汤去半夏，加贝母，合四物汤）。

又有风痰疾病生，天麻白附（子）皂（角子）南星，湿痰在胃身多软，二术仍须配二陈（汤）（风痰，用二陈汤加天麻、白附子、皂荚、天南星。湿痰用二陈汤加苍术、白术）。

火郁胸中老痰结，滞在喉中咯不绝，瓜蒌香附桔（梗）（黄）连（枳）壳，少佐元明（粉）痰自灭。

痰在经络及四肢，姜汁还将竹沥施。

胁间白芥（子）痰自除，脾胃有痰须枳实。

温胆汤加竹茹（枳）实，宁神豁痰为第一（二陈汤加竹茹、枳实名温胆汤）。

若加枳实共南星，汤号导痰能利膈（二陈汤加枳实、南星名导痰汤）。

去（甘）草陈皮七气汤（二陈汤去甘草、陈皮，加紫苏、厚朴、生姜、大枣名七气汤，也叫四七汤），加添（紫）苏（厚）朴与（大）枣（生）姜，散郁消痰兼理气，妊娠恶阻用之良（怀孕后呕吐叫恶阻）。

呕血皆因胃火炽，脉来洪数呕连绵，急用二陈（汤）加枳实，竹茹姜汁炒黄连。

若还药石难吞下，槟榔少许木香煎。

五六日来呕不休，心中胀闷手难揉，多加枳（实）（厚）朴（黄）芩（黄）连（白）芍，便秘（芒）硝（大）黄一服瘥。

嘈杂嗳气一般看，胸中积热与停痰，石膏香附并（南）星藿（香），二陈（汤）加减有何难。闷胀吞酸与吐酸，本方加入炒黄连。

水停心下名悬饮，枳（实）茯（苓）猪苓利二便。

此是二陈（汤）加减方，休将浪与及轻传。

（四）平胃散加减歌

平胃陈（皮）苍（术）厚（朴）（甘）草寻，健脾燥湿用调停，胸前饱闷如伤食，嘈杂吞酸总可行。

饮食失节脾胃伤，香（附）砂（仁）枳实木香帮。

食积麦芽神曲炒，肉积山楂草果良。

生冷瓜果如停滞，更入干姜青皮是。

酒伤（黄）连葛（化）乌梅加，呕吐丁（香）（乌）梅藿（香）半（夏）记。

热积停兮便不通，槟榔枳实大黄攻。

若还冷积难消化，（干）姜（肉）桂莪（术）（三）棱巴豆供。

湿热相蒸口作酸，香（附）砂（仁）还要炒黄连，吴萸栀（子）枳（实）同煎入，嘈杂须加（川）芎（白）芍餐。

异乡水土不相宜，加入香（附）砂（仁）藿（香）半（夏）奇，吐泻更添（茯）苓（白）术好，炒苡（仁）山药及乌梅。

泄泻如逢谷不化，五苓配合真无价（五苓散：茯苓、猪苓、白术、泽泻、桂枝，与平胃散配合，名胃苓汤）。

食停倒饱是脾虚，异功更入香砂下（异功散：人参、茯苓、白术、陈皮、甘草，主要作用在温中和气；与平胃散、香附、砂仁配合，成为温中、补脾、燥湿、化食的方剂）。

霍乱吐泻用何方？去苍（术）换白（术）二陈襄，腹皮紫苏藿香（白）芷，生姜大枣水煎尝（平胃散去苍术，加白术、半夏、茯苓、大腹皮、紫苏、藿香、白芷、生姜、大枣，名藿香正气散。治霍乱吐泻）。

转筋再用木瓜帮，腹痛还宜（白）芍木香。

冷痛干姜加肉桂，痞满青皮枳实良。

不吐不泻干霍乱，本方加入香（附）砂（仁）拌，木香枳（壳）（肉）桂藿（香）（干）姜（紫）苏，腹中硬痛槟（榔）（山）楂验。

胃寒呕吐入丁香，肉桂干姜用最良，虚汗唇青四肢冷，去除加附（子）及茴香。

二、对症调理

（一）心悸

心悸是由心失所养或邪扰心神，致心跳异常，自觉心慌悸动不安的病证，多见于心神经官能症及心律失常。

【诊断】

1. 自觉心搏异常，或快速或缓慢，或跳动过重，或忽跳忽止。呈阵发性或持续不解，神情紧张，心慌不安。

2. 伴有胸闷不适，心烦寐差，颤抖乏力，头晕等。中老年患者可伴有心胸疼痛，甚则喘促，汗出肢冷，或见晕厥。

3. 可见数、促、结、代、缓、迟等脉象。

4. 常有情志刺激、惊恐、紧张、劳倦、饮酒等诱发因素。

5. 血常规、血沉、抗"O"、T_3、T_4及心电图、X线胸部摄片、测血压等检查，有助于明确诊断。

【治疗】

1. 辨证施治

（1）心虚胆怯证

症状：心悸因惊恐而发，悸动不安，气短自汗，神倦乏力，少寐多梦，舌淡，苔薄白，脉细弦。

治法：镇惊定志，以安心神。

方药：安神定志丸（《医学心悟》）加味。

太子参9g，石菖蒲9g，远志3g，茯苓15g，龙齿（先煎）15g，磁石（先煎）30g，柏子仁12g。

（2）心脾两虚证

症状：心悸不安，失眠健忘，面色苍白，头晕乏力，气短易汗，纳少胸闷，舌淡红，苔薄白，脉弱。

治法：养心健脾，以安心神。

方药：归脾汤（《济生方》）加减。

党参9g，黄芪9g，白术9g，当归9g，炙甘草6g，茯苓15g，酸枣仁12g，远志3g，龙眼肉9g，木香6g。

（3）阴虚火旺证

症状：心悸不宁，思虑劳心尤甚，心中烦热，少寐多梦，头晕目眩，耳鸣，口干，面颊烘热，舌质红，苔薄黄，脉细弦数。

治法：滋阴清火，养心安神。

方药：朱砂安神丸（《医学发明》）加味。

黄连3g，生地黄15g，当归12g，炙甘草6g，朱茯苓15g，天冬、麦冬各9g，丹参12g，柏子仁12g，酸枣仁9g。

（4）心血瘀阻证

症状：心悸怔忡，胸闷心痛阵发，或面唇紫黯，舌质紫黯或有瘀斑，脉细涩或结代。

治法：活血化瘀，理气通络。

方药：桃仁红花煎（《素庵医案》）为主方。

丹参15g，赤芍9g，桃仁9g，红花9g，制香附9g，延胡索9g，青皮6g，当归9g，川芎9g，生地黄12g。

（5）水气凌心证

症状：心悸怔忡不已，胸闷气喘，咳吐大量泡沫痰涎，面浮足肿，不能平卧，目眩，尿少，苔白腻或白滑，脉弦滑数疾。

治法：振奋心阳，化气行水。

方药：苓桂术甘汤（《金匮要略》）加味。

茯苓15g，桂枝9g，白术9g，甘草6g，半夏9g，陈皮6g，生姜6g，附子9g，泽泻15g。

（6）心阳虚弱证

症状：心悸，动则为甚，胸闷气短，畏寒肢冷，头晕，面色苍白，舌淡胖，苔白脉沉细迟或结代。

治法：温补心阳，安神定悸。

方药：桂枝甘草龙骨牡蛎汤（《伤寒论》）加味。

桂枝9g，甘草6g，龙骨（先煎）30g，牡蛎（先煎）30g，党参9g，附子（先煎）9g。

2. 中成药

（1）宁心宝：每次4粒，每日3次。

（2）珍合灵片：每次3~5片，每日3次。

（二）胸痹心痛

胸痹心痛是由邪痹心络，气血不畅而致胸闷心痛，甚则心痛彻背，短气喘息不得卧等为主症的心脉疾病，多见于冠状动脉粥样硬化性心脏病。

【诊断】

1. 膻中或心前区憋闷疼痛，甚则痛彻左肩背、咽喉、左上臂内侧等部位。呈发作性或持续不解，常伴有心悸，气短，自汗，甚则喘息不得卧。

2. 胸闷胸痛一般数秒至数十分钟而缓解。严重者可疼痛剧烈，持续不解，出现汗出肢冷，面色苍白，唇甲发绀，心跳加快等危象，甚则可发生猝死。

3. 多见于中年以上，常因操劳过度，抑郁恼怒或多饮暴食，感受寒冷而诱发。

4. 查心电图、动态心电图、运动试验等以明确诊断。必要时做心肌酶谱测定，心电图动态观察。

【治疗】

1. 辨证施治

（1）心血瘀阻证

症状：心胸阵痛，如刺如绞，固定不移，入夜为甚，伴有胸闷心悸，面色晦黯，舌质紫黯或有瘀斑，舌下络脉青紫，脉沉涩或结代。

治法：活血化瘀，通络止痛。

方药：血府逐瘀汤（《医林改错》）加减。

柴胡9g，枳壳9g，赤芍9g，生甘草6g，当归9g，川芎9g，桃仁9g，红花9g，郁金9g，延胡索9g，降香6g。

（2）寒凝心脉证

症状：心胸痛如缩窄，遇寒而作，形寒肢冷，胸闷心悸，甚则喘息不得卧，舌质淡，苔白滑，脉弦细或弦紧。

治法：辛温通阳，开痹散寒。

方药：瓜蒌薤白白酒汤（《金匮要略》）加减。

瓜蒌12g，薤白6g，枳实9g，桂枝9g，附子9g，丹参12g，檀香6g，陈皮6g，细辛3g。

（3）痰浊内阻证

症状：心胸窒闷或如物压，气短喘促，多形体肥胖，肢体沉重，脘痞，痰多口黏，舌苔浊腻，脉滑。痰浊化热则心痛如灼，心烦口干，痰多黄稠，大便秘结，舌红，苔黄腻，脉滑数。

治法：通阳泄浊，豁痰开结。

方药：瓜蒌薤白半夏汤（《金匮要略》）加味。

瓜蒌9g，薤白6g，半夏9g，陈皮6g，豆蔻3g（后下），茯苓15g，石菖蒲9g，郁金9g，杏仁9g，黄连3g。

（4）心气虚弱证

症状：心胸隐痛，反复发作，胸闷气短，动则喘息，心悸易汗，倦怠懒言，面色苍白，舌淡黯或有齿痕，苔薄白，脉弱或结代。

治法：益气养心，活血通络。

方药：生脉散（《备急千金要方》）加味。

太子参15g，麦冬30g，五味子6g，黄芪9g，茯苓15，生地黄15g，当归9g，白芍9g，丹参12g，郁金9g，五灵脂12g。

（5）心肾阴虚证

症状：心胸隐痛，久发不愈，心悸盗汗，心烦少寐，腰酸膝软、耳鸣头晕，气短乏力，舌红，苔少，脉细数。

治法：滋阴益肾，养心安神。

方药：左归饮（《景岳全书》）加减。

生地黄、熟地黄各12g，山茱萸6g，枸杞子12g，怀山药12g，茯苓15g，甘草6g，麦冬15g，五味子6g，柏子仁12g，酸枣仁12g。

（6）心肾阳虚证

症状：胸闷气短，遇寒则痛，心痛彻背，形寒肢冷，动则气喘，心悸汗出，不能平卧，腰酸乏力，面浮足肿，舌淡胖，苔白，脉沉细或脉微欲绝。

治法：益气温阳，活血通络。

方药：右归饮（《景岳全书》）加减。

红参（另煎代茶）9g，附子9g，熟地黄15g，山茱萸6g，杜仲12g，枸杞子12g，肉桂3g（后下），茯苓15g，泽泻15g。

2. 中成药

（1）冠心苏合丸：每次1粒，每日2~3次，或痛时服用。

（2）苏冰滴丸：每次2~3粒，每日2次。

（3）瓜蒌片：每次4片，每日3次。

（4）麝香保心丸：每次1~2粒，每日2~3次。

（5）冠参片：每次4片，每日3次。

（三）不寐

不寐是指脏腑功能紊乱，气血亏虚，阴阳失调，导致不能获得正常睡眠。

【诊断】

1. 轻者入寐困难或寐而易醒，醒后不寐，重者彻夜难眠。

2. 常伴有头痛、头昏、心悸、健忘、多梦等。

3. 经各系统和实验室检查未发现异常。

【治疗】

1. 辨证施治

（1）肝郁化火证

症状：心烦不能入睡，烦躁易怒，胸闷胁痛，头痛面红，目赤，口苦，便秘尿黄，舌红，苔黄，脉弦数。

治法：疏肝泻热，佐以安神。

方药：龙胆泻肝汤（《兰室秘藏》）加味。

龙胆草3g，泽泻12g，木通3g，车前子（包煎）15g，当归9g，柴胡9g，生地黄12g，栀子9g，黄芩9g，郁金9g。

（2）痰热内扰证

症状：睡眠不安，心烦懊侬，胸闷脘痞，口苦痰多，头晕目眩，舌红，苔黄腻，脉滑或滑数。

治法：化痰清热，和中安神。

方药：温胆汤（《备急千金要方》）加味。

半夏9g，陈皮6g，茯苓15g，黄连3g，枳实9g，竹茹3g，栀子9g，甘草6g，珍珠母（先煎）30g。

（3）阴虚火旺证

症状：心烦不寐，或时寐时醒，手足心热，头晕耳鸣，心悸，健忘，颧红潮热，口干少津，舌红，苔少，脉细数。

治法：滋阴降火，养心安神。

方药：黄连阿胶汤（《伤寒论》）加减。

黄连3g，阿胶9g（烊，冲），黄芩9g，柏子仁12g，酸枣仁12g，磁石（先煎）30g，白芍9g，生地黄15g。

（4）心脾两虚证

症状：多梦易醒，或朦胧不实，心悸，健忘，头晕目眩，神疲乏力，面色不华，舌淡，苔薄，脉细弱。

治法：补养心脾，以生气血。

方药：归脾汤（《济生方》）加减。

党参12g，黄芪12g，白术9g，甘草6g，远志3g，酸枣仁12g，茯苓15g，龙眼肉9g，当归9g，木香6g，白芍9g。

（5）心虚胆怯证

症状：夜寐多梦易惊，心悸胆怯，舌淡，苔薄，脉弦细。

治法：益气镇惊，安神定志。

方药：安神定志丸（《医学心悟》）加减。

太子参9g，茯苓15g，石菖蒲9g，龙齿15g（先煎），酸枣仁12g，柏子仁9g。

2. 中成药

（1）天王补心丹：每晚服9g。

（2）天王补心片：每次4片，每日2次。

（3）枣仁安神胶囊：每次1~2粒，每晚服。

（4）磁朱丸：每次6g，每日2次。

（四）多寐

多寐是指阳虚气弱，痰湿困滞而引起的不分昼夜，时时入睡，呼之即醒，醒后复睡的病证。西医学中的发作性睡病、神经官能症、某些精神病的患者，其临床症状与多寐病类似者，可参考本病辨治。

【诊断】

1. 患者不论白昼夜晚，不分场合地点，随时入睡，但呼之即醒，醒后复睡，严重影响正常生活、工作与学习者，即可诊断为多寐。

2. 某些外感热病及慢性疾病过程中出现的嗜睡，均不属本病讨论范围。

【治疗】

1. 辨证施治

（1）湿盛困脾证

症状：头蒙如裹，昏昏嗜睡，肢体沉重或见浮肿，胸脘痞闷，纳少呕恶，舌苔腻，脉濡。

治法：燥湿运脾，醒神开窍。

方药：二陈汤合平胃散（《太平惠民和剂局方》）。

苍术9g，陈皮6g，厚朴6g，白术9g，石菖蒲9g，半夏9g，茯苓15g。

（2）痰浊内阻证

症状：精神委顿，昼夜嗜睡，胸闷多痰，形体肥胖，苔白厚、脉滑。

治法：化痰醒神。

方药：二陈汤（《太平惠民和剂局方》）加味。

半夏9g，橘红3g，茯苓15g，枳壳9g，制南星9g，石菖蒲9g，甘草6g。

（3）瘀血阻滞证

症状：乏力嗜睡，头痛头晕，病程较久，或有头部外伤病史，舌质紫黯，或有瘀斑、瘀点，脉涩。

治法：活血通络。

方药：通窍活血汤（《医林改错》）加减。

赤芍9g，川芎9g，桃仁9g，红花9g，老葱6g，生姜3片，红枣5g，人工麝香0.1g，黄酒少许。

（4）心阳亏虚证

症状：心神昏愦，倦怠嗜卧，畏寒肢冷，面色苍白，舌质淡，苔薄白，脉沉细。

治法：温补心阳。

方药：桂枝人参汤（《伤寒论》）加减。

桂枝9g，炙甘草9g，炙黄芪9g，党参9g，升麻3g，熟地黄12g，白芍9g，五味子3g。

（5）肾精不足证

症状：疲惫懒言，头晕嗜睡，脑转耳鸣，腰膝酸软，舌质淡，脉细弱。

治法：益肾填精。

方药：金匮肾气丸（《金匮要略》）加减。

熟地黄12g，怀山药12g，山茱萸6g，泽泻9g，茯苓12g，牡丹皮9g，肉桂3g（后下），炮附子9g（先煎）。

（6）脾气虚弱证

症状；倦怠乏力，嗜睡多卧，饭后尤其，纳少便溏，面色萎黄，苔薄白，脉虚弱。

治法：健脾益气。

方药：香砂六君子汤（《时方歌括》）加减。

木香9g，砂仁（研，后下）3g，潞党参9g，茯苓19g，白术9g，甘草6g。

（7）胆热痰阻证

症状：昏困嗜睡，头晕目眩，口苦口干，呕恶，胸胁满闷，舌红苔黄，脉弦数。

治法：清胆化痰。

方药：蒿芩清胆汤（《重订通俗伤寒论》）。

青蒿9g，黄芩9g，枳实9g，竹茹6g，陈皮6g，半夏9g，茯苓12g，碧玉散（包煎）12g。

（8）暑湿伤气证

症状：长夏懒怠，心肢无力，坐定即寐，小便短赤，舌苔黄腻，脉虚或濡。

治法：清暑益气，化湿开窍。

方药：清暑益气汤（《温热经纬》）加减。

黄芪9g，太子参9g，白术9g，苍术9g，升麻3g，麦冬9g，黄连3g，西瓜翠衣30g，竹叶3g，荷梗6g。

2. 单方验方

（1）苍术5g，薏苡仁10g，大米50g，共煮粥食，用于湿盛困脾。

（2）大麦蘖250g，川椒30g，共炒；与干姜60g，捣末。每次服2g，开水送服，每日3g，用于脾虚多寐。

（五）健忘

健忘指记忆力衰退，遇事易忘的一种病证，多因心脾虚损、心肾不交、肾精亏虚和痰瘀痹阻所致。根据本证的临床表现，西医学所称之神经衰弱、神经官能症、脑动脉硬化、阿尔茨海默病等疾病出现健忘症状者，可参考本病辨证论治。

【诊断】

1. 健忘属于一种临床症状，诊断并不困难，凡遇事善忘者，便可诊为本病。

2. 健忘多与心悸、不寐、烦躁、眩晕、遗精、腰痛等兼见。

【治疗】

1. 辨证施治

（1）心脾两虚证

症状：健忘，面苍白，心悸少寐，气短神怯，纳食减少，脘腹胀满，大便溏泻，倦怠无力，舌淡苔白，脉细弱。

治法：补益心脾。

方药：归脾汤（《济生方》）加减。

党参9g，炙黄芪6g，白术9g，茯神9g，生甘草6g，当归9g，龙眼肉6g，远志3g，酸枣仁9g，木香6g。

（2）心肾不交证

症状：健忘，虚烦不眠，心悸怔忡，头晕耳鸣，腰酸腿软，多梦遗精，潮热盗汗，夜间尿多，舌红少苔，脉细数。

治法：交通心肾。

方药：交泰丸（《韩氏医通》）加味。

熟地黄12g，山茱萸6g，党参9g，当归9g，麦冬9g，酸枣仁12g，黄连3g，肉桂1g。

（3）肾精亏虚证

症状：健忘，精神呆滞，形体疲惫，毛发早白且枯脆易脱，齿浮动摇，腰膝酸软，步履艰难，舌淡苔白，脉虚。

治法：填精补髓。

方药：河车大造丸（《扶寿精方》）加味。

紫河车9g，龟甲15g（先煎），熟地黄9g，天冬9g，麦冬9g，党参9g，杜仲12g，怀牛膝12g，黄柏9g。

（4）痰浊扰心证

症状：健忘，嗜卧，头晕目眩，胸闷不舒，呕恶，咳吐痰涎，喉中痰鸣，甚者语无伦次，哭笑无常，苔白腻，脉弦滑。

治法：化痰宁心。

方药：导痰汤（《济生方》）加减。

半夏9g，陈皮6g，茯苓12g，炙甘草6g，枳实9g，胆南星9g。

（5）瘀血痹阻证

症状：健忘持久难愈，舌强语謇，但欲漱水而不欲咽，面唇爪甲发绀，大便色黑，舌紫黯有瘀点，脉细涩或结代。

治法：活血化瘀。

方药：血府逐瘀汤（《医林改错》）加减。

当归9g，生地黄9g，川牛膝9g，红花9g，桃仁9g，柴胡9g，枳壳9g，赤芍9g，川芎9g，桔梗3g，甘草6g。

2. 单方验方

（1）远志、石菖蒲等分，煎汤代茶。

（2）益智仁、远志等分为末，食后调服。

（六）胃缓

胃缓是一种以脘腹痞满坠胀、嗳气不舒、胃脘疼痛、肠鸣辘辘等为主要表现的疾病。多因饮食、七情、劳倦致使脾胃失和而成。本病与西医学的胃下垂颇相似，其他慢性疾病出现胃缓症状者，亦可参考本病进行辨证施治。

【诊断】

1. 禀赋薄弱，身体瘦弱者，或长期饮食不节，情志不调，劳累过度，或久病大病之后，或胎哺失养等，易患本病。

2. 脘腹痞满或坠胀，食后加重，平卧减轻或消失，或肠间辘辘有声，不思饮食或嘈杂。

3. X线钡剂检查：胃内容物滞留或胃排空延缓，或胃小弯弧线最低点在髂嵴连线以下者。

【治疗】

1. 辨证施治

（1）脾虚气陷证

症状：食后脘腹胀满，半卧或手托胃脘则舒，纳差，消瘦，乏力倦怠，面色萎黄，肠鸣泄泻，舌质淡或胖嫩，边有齿印，苔薄白，脉濡细或沉弱。

治法：健脾益气，升陷扶中。

方药；补中益气汤（《脾胃论》）为主方。

黄芪9g，党参9g，焦白术9g，当归9g，陈皮6g，升麻3g，柴胡3g，炙甘草6g。生姜3片，大枣5枚。

（2）饮停肠间证

症状：食后脘腹胀满，呃逆，嗳气不舒，呕吐痰涎或清水，肠鸣辘辘，或胃如水囊，振之有声，便溏或清稀，形体消瘦，头晕目眩，渴不欲饮，甚则脐腹悸动，舌质淡苔薄白，脉弦滑。

治法：温脾化饮，健中和胃。

方药：苓桂术甘汤（《伤寒论》）加味。

茯苓15g，炒白术9g，桂枝6g，炙甘草6g，党参9g，法半夏9g，陈皮9g，枳壳9g。

（3）胃阴不足证

症状：食后脘腹胀满不适，不思饮食，口干欲饮，干呕呃逆，或见形体消瘦，大便秘结，舌质红，舌体瘦小，或有裂纹，舌苔花剥，甚则全无舌苔，舌光如镜，脉弦细或小数。

治法：益气生津，滋阴养胃

方药：益胃汤（《温病条辨》）为主方。

北沙参12g，麦冬9g，生地黄12g，玉竹9g，白扁豆9g，天花粉12g，霜桑叶9g，石斛12g，山药12g，太子参12g，甘草6g。

2. 单方验方 胃垂灵糖浆：黄芪、桑枝、黑豆等，制成糖浆，每次20ml，每日2次，用开水冲淡，于食前或食后1小时服，40日为1个疗程。

（七）反胃

反胃是以脘腹胀或疼痛、朝食暮吐、暮食朝吐、宿食不化为主要表现的病证。多因饮食不节、七情内伤，损伤脾胃，以致气滞、痰凝、血瘀而成。各种慢性胃肠病伴有幽门痉挛、水肿或器质性狭窄（如溃疡病瘢痕、胃癌所致等），引起胃排空障碍，出现脘腹胀满、朝食暮吐、暮食朝吐、宿食不化者，皆可参照本病辨证论治。

【诊断】

1. 胸脘痞塞或疼痛，朝食暮吐，暮食朝吐，呕吐物为完谷不化之物。

2. 食管钡剂造影，可见食管扩大，轮廓光滑，下端逐渐变细呈圆锥状；饮用二氧化碳饮料或吸入亚硝酸异戊酯后，食管狭窄部分可松弛，钡剂可进入胃内。

3. 内镜检查，可见食管黏膜充血、增厚、脆性增强及表浅性糜烂，重者可有息肉样改变。

【治疗】

1. 辨证施治

（1）脾胃虚寒证

症状：食后脘腹胀满，朝食暮吐，暮食朝吐，呕吐物为宿食不化及清稀水液，吐尽后感觉舒适疲乏无力，大便溏薄，舌苔薄白，脉细弱。

治法：温中健脾，和胃降逆。

方药：香砂六君子汤（《时方歌括》）加味。

党参9g，白术9g，茯苓12g，甘草6g，半夏9g，木香6g，砂仁3g，生姜3片，旋覆花9g，赭石30g。

（2）痰浊阻胃证

症状：脘腹痞满，食后尤甚，上腹或有积块，朝食暮吐，暮食朝吐，呕吐物为宿食，伴有或稀或稠之痰涎，疲乏无力，眩晕，心下悸，舌苔白滑，脉弦滑。

治法：涤痰化浊，降气和胃。

方药：涤痰汤（《济生方》）加减。

姜半夏9g，胆南星6g，橘红6g，枳实9g，茯苓15g，党参9g，石菖蒲9g，竹茹6g，桂枝6g，白术9g。

（3）气滞血瘀证

症状：朝食暮吐，暮食朝吐，呕吐物为宿食不化，经常感脘腹堵闷，食后尤甚；胸骨后隐痛、刺痛或剧痛，每当进食吞咽时发作，上腹有积块，坚硬，推之不移，疼痛拒按，舌质黯红，或有瘀点，脉弦涩。

治法：活血化瘀，和胃降逆。

方药：膈下逐瘀汤（《医林改错》）加减。

当归9g，赤芍9g，川芎6g，桃仁9g，红花9g，五灵脂9g，延胡索9g，牡丹皮g，台乌药6g，制香附9g，枳壳9g。

（4）气阴两虚证

症状：朝食暮吐，暮食朝吐，呕吐物为宿谷不化，疲乏无力，面色少华，胸闷气短，口干咽燥，口渴欲饮，大便干结，小便少，舌质红、无苔，脉细数。

治法：益气生津，和胃降逆。

方药：麦门冬汤（《金匮要略》）加减。

麦冬15g，太子参9g，半夏9g，粳米9g，甘草6g，大枣5枚，丁香3g，旋覆花9g，赭石30g，白芍9g。

（5）脾肾阳虚证

症状：朝食暮吐，暮食朝吐，呕吐物为不化宿谷，疲乏无力，面色㿠白，畏寒，四肢不温，食欲不振，大便溏薄，小便清长，舌淡苔白，脉沉细。

治法：健脾温肾，降逆和胃。

方药：桂附理中丸（《全国中药成药处方集》）加味。

肉桂3g（后下），熟附子9g（先煎），党参9g，白术9g，干姜3g，甘草6g，半夏9g，补骨脂9g。

2. 单方验方

（1）栗壳煮汁饮，适用于脾胃虚寒证。

（2）壁虎10条去内脏洗净，放入装有黄酒1000ml的容器内（勿用铁、铝制品），密封，浸泡15日，滤出壁虎，即可服用。每次25~50ml，每日3次，用于气滞血瘀证。

（3）五汁安中饮：韭汁、牛乳、生姜汁、梨汁、藕汁频频呷服，用于气阴两虚证。

（八）泄泻

泄泻系因感受外邪，或饮食内伤，致脾失健运，传导失司，以大便次数增多，质稀溏或如水样为主要表现的病证。相当于西医学的急性和慢性肠炎或肠功能紊乱等疾病。

【诊断】

1. 大便稀薄或如水样，次数增多，可伴腹胀、腹痛等。

2. 急性暴泻，起病突然，病程短，可伴有恶寒、发热等。

3. 慢性久泻，起病缓慢，病程较长，反复发作，时轻时重。

4. 饮食不当，受寒凉或情绪变化可诱发。

5. 大便常规可见少许红、白细胞，大便培养致病菌阳性或阴性。

6. 必要时做X线钡剂灌肠或纤维肠镜检查。

【治疗】

1. 辨证施治

（1）寒湿困脾证

症状：大便清稀或如水样，腹痛肠鸣，畏寒食少，苔白滑，脉濡缓。

治法：散寒化湿，健脾止泻。

方药：胃苓汤（《丹溪心法》）加味。

苍术、白术（各）9g，厚朴6g，桂枝6g，陈皮6g，猪苓12g，茯苓15g，泽泻12g，木香6g，炮姜3g。

（2）肠道湿热证

症状：腹痛即泻，泻下急迫，粪色黄褐秽臭，肛门灼热，可伴有发热，舌红，苔黄腻，脉濡数。

治法：清热，利湿，止泻。

方药：葛根芩连汤（《伤寒论》）加减。

葛根9g，黄连3g，黄芩9g，炒金银花9g，茯苓12g，车前子15g（包煎），马齿苋30g。

（3）食滞胃肠证

症状：腹满胀痛，大便臭如败卵，泻后痛减，纳呆，嗳腐吞酸，舌苔垢或厚腻，脉滑。

治法：消食导滞。

方药：保和丸（《丹溪心法》）加减。

半夏9g，陈皮6g，茯苓15g，莱菔子15g，山楂12g，神曲12g，连翘12g，枳实6g。

（4）肝气郁滞证

症状：腹痛、肠鸣、泄泻，每因情志不畅而发，泻后痛缓，舌质红，苔薄白，脉弦。

治法：抑木扶土。

方药：痛泻要方（《景岳全书》引刘草窗方）加味。

炒防风9g，陈皮6g，白术9g，白芍9g，柴胡6g，茯苓15g，制香附9g，甘草3g。

（5）脾气亏虚证

症状：大便溏薄，夹有不消化食物，稍进油腻则便次增多，伴有神疲乏力，舌质淡，苔薄白，脉细。

治法：健脾，助运，止泻。

方药：参苓白术散（《太平惠民和剂局方》）加减。

党参9g，茯苓15g，白术9g，山药15g，扁豆12g，薏苡仁12g，莲子12g，桔梗3g，砂仁3g（后下）。

（6）肾阳亏虚证

症状：晨起泄泻，大便夹有不消化食物，腰膝酸软，脐腹冷痛，喜暖，形寒肢冷，舌淡胖，苔白，脉沉细。

治法：温肾，健脾，止泻。

方药：四神丸（《证治准绳》）加味。

肉豆蔻9g，吴茱萸3g，补骨脂12g，五味子6g，茯苓15g，白术9g，附子6g，炮姜3g。

2. 中成药

（1）香连丸：每次3g，每日3次，温开水服，用于湿热泄泻。

（2）藿香正气水：每次1支，每日3次，用于感受风寒暑湿导致的泄泻。

（九）便秘

便秘系因气阴不足，或燥热内结，腑气不畅所致，以排便间隔时间延长，大便干结难解为主要临床表现的病证。常指习惯性便秘。

【诊断】

1. 排便时间延长，3日以上1次，粪便干燥坚硬。

2. 重者大便艰难，干燥如栗，可伴少腹胀急、神倦乏力、胃纳减退等。

3. 排除肠道器质性疾病。

【治疗】

1. 辨证施治

（1）肠道实热证

症状：大便干结，腹部胀满，按之作痛，口干或口臭，舌苔黄燥，脉滑实。

治法：清热润肠。

方药：麻子仁丸（《伤寒论》）加减。

生大黄9g，枳实9g，厚朴6g，杏仁9g，白芍9g，火麻仁15g，白蜜（冲入）30g。

（2）肠道气滞证

症状：大便不畅，欲解不得，甚则少腹作胀，嗳气频作，苔白，脉细弦。

治法：调气导滞通便。

方药：六磨汤（《证治准绳》）加减。

木香9g，乌药6g，沉香（研粉，吞）3g，生大黄9g，槟榔12g，枳实9g，柴胡9g，制香附9g。

（3）脾虚气弱证

症状：大便干结如栗，如厕无力努挣，挣则汗出气短，面色㿠白，神疲气怯，舌淡，苔薄白，脉弱。

治法：健脾益气润肠。

方药，黄芪汤（《金匮翼》）加味。

黄芪9g，党参9g，白术9g，陈皮6g，火麻仁15g，白蜜（冲入）30g，桔梗3g，杏仁9g。

（4）脾肾阳虚证

症状：大便秘结，面色萎黄无华，时作眩晕、心悸，甚则少腹冷痛，小便清长，畏寒肢冷，舌质淡，苔白润，脉沉迟。

治法：温阳通便。

方药：济川煎（《景岳全书》）加减。

肉苁蓉12g，当归9g，肉桂（后下）3g，升麻6g，火麻仁15g，枳实9g，厚朴6g，党参9g。

（5）阴虚肠燥证

症状：大便干结状如羊屎，口干少津，神疲纳呆，舌红，苔少，脉细小数。

治法：养阴润肠。

方药：增液承气汤（《温病条辨》）加减。

生地黄20g，玄参30g，麦冬24g，制大黄9g，火麻仁15g，鲜何首乌30g，枳实9g。

2. 中成药

（1）润肠片：每次3片，每日2~3次，适用于阴血亏虚便秘。

（2）更衣丸：每次4g，每日1~2次，适用于肝经郁火便秘。

（3）青麟丸：每次9g，每日1~2次，适用于食积化热引起的便秘。

（十）胁痛

胁痛是以一侧或两侧胁肋部疼痛为主要表现的病证。胁痛病证大多与肝胆疾病有关，如急性肝炎、慢性肝炎、肝硬化、急性胆囊炎、慢性胆囊炎、胆道结石、胆道蛔虫以及肋间神经痛等。若出现以胁痛为主要症状时均可参考本病辨证论治。

【诊断】

1. 一侧或两侧胁肋疼痛为主要临床表现。

2. 疼痛性质，可见刺痛、胀痛、隐痛、闷痛或窜痛。

3. 有反复发作的病史。

4. 结合血常规、肝功能、胆囊造影、B超等检查有助于诊断。

【治疗】

1. 辨证施治

（1）肝气郁结证

症状：两侧胁肋胀痛，走窜不定，甚则连及胸肩背，且情志激惹则痛剧，胸闷。善太息，得嗳气稍舒，伴有纳呆，脘腹胀满，舌苔薄白，脉弦。

治法：疏肝理气。

方药：柴胡疏肝散（《景岳全书》）加味。

柴胡9g，制香附9g，枳壳9g，甘草6g，川芎6g，郁金9g，川楝子9g，延胡索9g。

（2）瘀血阻络证

症状：胁肋刺痛，痛处固定而拒按，入夜更甚，或面色晦黯，舌质紫黯，脉沉弦。

治法：活血化瘀，通络止痛。

方药：血府逐瘀汤（《医林改错》）为主方。

桃仁9g，红花9g，当归9g，生地黄12g，赤芍9g，川芎9g，柴胡9g，枳壳9g，桔梗3g，川牛膝12g。

（3）湿热蕴结证

症状：胁肋胀痛，触痛明显而拒按，或牵及肩背，纳呆，恶心，厌食油腻，口苦口干，腹胀尿少，或有黄疸，舌苔腻，脉弦滑。

治法：清热化湿，理气通络。

方药：龙胆泻肝汤（《兰室秘藏》）加减。

龙胆草6g，栀子9g，黄芩9g，柴胡9g，木通3g，车前子30g（包煎），泽泻12g，生地黄12g，郁金9g，虎杖12g。

（4）肝阴不足证

症状：胁肋隐痛，绵绵不已，遇劳加重，口干咽燥，心中烦热，两目干涩，头晕目眩，舌红少苔，脉弦细数。

治法：滋阴柔肝，养血通络。

方药：一贯煎（《柳洲医话》）加味。

生地黄12g，枸杞子12g，北沙参12g，麦冬12g，当归9g，川楝子9g，郁金9g，延胡索9g。

2. 中成药

（1）胆乐：每次4丸，每日2次，适用于胆石症、胆囊炎。

（2）胆宁片：每次4片，每日2次，适用于胆囊炎、胆石症。

第四节　达摩易筋经导摩术调理

达摩易筋经导摩术，由达摩易筋经和导摩术两部分组成。

一、达摩易筋经

达摩易筋经，也称易筋经，是一种健身目的十分明确的武术套路。相传古印度高僧菩提达摩来到少林寺后，见信徒坐禅太久，肢体羸弱，昏沉瞌睡，就教以拳术，让他们活动筋骨。而这套拳术就是他在山中习定时，为对付猛兽毒蛇而创编的武技。达摩将其武技撰成《达摩洗髓经》和《易筋经》。尤以《易筋经》流传最广。

"易"的含义为变易、活动、改变，引申为增强之义；"筋"指筋脉、肌肉、筋骨；"经"为方法。因此，"易筋经"就是活动筋骨，变得身强体健，以祛病延年的方法。相传易筋经姿势锻炼方法有12势，其动作要领为：精神清静，意守丹田；舌抵上腭，呼吸匀缓，采用腹式呼吸；动静结合，刚柔相济；身体自然放松，动随意行，不得紧张僵硬。只有意、气、体三者相互结合，才能卓有收效。

1. 易筋经的术式　易筋经功法包括预备势和12势。

预备势　两腿开立，头端平，目前视，口微闭，调呼吸。含胸，直腰，蓄腹，松肩，全身自然放松。

第一势　韦驮献杵一

两臂曲肘，徐徐平举至胸前成抱球势，屈腕立掌，指头向上，掌心相对（10cm左右距离）。此动作要求肩、肘、腕在同一平面上，配合呼吸酌情做8~20次。

诀曰：立身期正直，环拱手当胸。气定神皆敛，心澄貌亦恭。

第二势　韦驮献杵二

两足分开，与肩同宽，足掌踏实，两膝伸直；两手自胸前徐徐外展，至两侧平举；立掌，掌心向外；两目前视；吸气时胸部都扩张，臂向后挺；呼气时，指尖上翘，掌向外撑。反复进行8~20次。

诀曰：足趾挂地，两手平开。心平气静，目瞪口呆。

第三势 韦驮献杵三

两脚分开，足尖着地，足跟提起；双手上举高过头顶，掌心向上，两中指相距3cm；沉肩曲肘，仰头，目观掌背。舌抵上腭，鼻息调匀。吸气时，两手用暗劲尽力上托，两腿同时用力下蹬；呼气时，全身放松，两掌向前下翻。收势时，两掌变拳，拳背向前，上肢用力将两拳缓缓收至腰部，拳心向上，足跟着地。反复进行8~20次。

诀曰：掌托天门目上观，足尖着地立身端。力周腿胁浑如植，咬紧牙关不放宽。舌可生津将腭抵，鼻能调息觉心安。两拳缓缓收回到，用力还将挟重看。

第四势 摘星换斗

右足稍向前方移步，与左足成斜八字形，随势向左微侧；屈膝，提右足跟，身向上沉，右虚步。右手高举伸直，掌心向下，头微右斜，双目仰视右手心；左臂曲肘，自然置于背后。吸气时，头往上顶，双肩后挺；呼气时，全身放松，再左右两侧交换姿势锻炼。连续5~10次。

诀曰：只手擎天掌覆头，更从掌内注双眸。鼻端吸气频调息，用力收回左右眸。

第五势 倒拽九牛尾

右足前跨一步，屈膝成右弓步。右手握拳，举至前上方，双目观拳；左手握拳，左臂屈肘，斜垂于背后。吸气时，两拳紧握内收，右拳收至右肩，左拳垂至背后；呼气时，两拳两臂放松还原为本势预备动作。再身体后转，成左弓步，左右手交替进行。随呼吸反复5~10次。

诀曰：两腿后伸前屈，小腹运气空松；用力在于两旁，观原须注双瞳。

第六势 出爪亮翅

两脚开立，两臂前平举，掌心向前，十指用力分开，虎口相对，两眼怒目平视前方，随势脚跟提起，以两脚尖支持体重。再两掌缓缓分开，上肢成一字平举，立掌，掌心向外，随势脚跟着地。吸气时，两掌用暗劲背伸，手指向后翘；呼气时，臂掌放松。连续8~12次。

诀曰：挺身兼怒目，推手向当前；用力收回处，功须七次全。

第七势 九鬼拔马刀

脚尖相衔，足跟分离成八字形；两臂向前成叉掌立于胸前。左手曲肘经下往后，成勾手置于身后，指尖向上；右手由肩上屈肘后伸，拉住左手指，使右手成抱颈状。足趾抓地，身体前倾，如拔刀一样。吸气时，双手用力拉紧，呼气时放松。左右交换。反复5~10次。

诀曰：侧首弯肱，抱顶及颈；自头收回，弗嫌力猛；左右相轮，身直气静。

第八势 三盘落地

左脚向左横跨一步，屈膝下蹲成马步。上体挺直，两手叉腰，再屈肘翻掌向上，小臂平举如托重物状；稍停片刻，两手翻掌向下，小臂伸直放松，如放下重物状。动作随呼吸进行，吸气时，如托物状；呼气时，如放物状，反复5~10次。收功时，两腿徐徐伸直，左脚收回，两足并拢，成直立状。

诀曰：上腭坚撑舌，张眸意注牙；足开蹲似踞，手按猛如拿；两掌翻齐起，千斤重有加；瞪睛兼闭口，起立足无斜。

第九势 青龙探爪

两脚开立，两手成仰拳护腰。右手向左前方伸探，五指捏成勾手，上体左转。腰部自左至右转动，同时呼气；划至身体左侧时，上体伸直，同时吸气。左右交换，动作相反。连续5~10次。

诀曰：青龙探爪，左从右出；修士效之，掌平气实；力周肩背，转收过膝；两目注平，息调心谧。

第十势 卧虎扑食

右足向右横跨一大步，屈右膝下蹲。成右弓左仆腿势；上体前倾，双手撑地，头微抬起，目注前下方。吸气时，同时两臂伸直，上体抬高并尽量前探，重心前移；呼气时，同时屈肘，胸部下落，上体后收，重心后移，蓄劲待发。如此反复，随呼吸而两臂屈伸，上身起伏，前探后收，如猛虎扑食。动作连续5~10次后，换左弓右仆腿势进行，动作如前。

诀曰：两足分蹲身似倾，屈伸左右腿相更；昂头胸做探前势，偃背腰还似砥平；鼻息调元均出入，指尖著地赖支撑；降龙伏虎神仙事，学得真形也卫生。

第十一势　打躬势

两足开立，足尖内扣。双手仰掌缓缓向左右而上，用力合抱头后部，手指弹敲小脑后片刻。配合呼吸做屈体动作；吸气时，身体挺直，目向前视，头如顶物；呼气时，直膝俯身弯腰，两手用力使头探于膝间做打躬状，勿使足跟离地。根据体力反复8~20次。

诀曰：两手齐持脑，垂腰至膝间；头惟探胯下，口更齿牙关；掩耳聪教塞，调元气自闭；舌尖还抵腭，力在肘双弯。

第十二势　工尾势

两腿开立，双手仰掌由胸前徐徐上举至头顶，目视掌而移，身立上直，勿挺胸凸腹；十指交叉，旋腕反掌上托，掌心向上，仰身，腰向后弯，目上视；然后上体前屈，双臂下垂，推掌至地，昂首瞪目。呼气时，屈体下弯，足跟稍微离地；吸气时，上身立起，足跟着地。如此反复21次。

收功：直立，两臂左右侧举，屈伸7次。

诀曰：膝直膀伸，推手至地；瞪目昂头，凝神一志；起而顿足，一十一次；左右伸肱，以七为志；更作坐功，盘膝垂眦；口注于心，息调于鼻；定静乃起，厥功维备。

2. 功法指导　易筋经气感强，收效快，尤其是内外兼修，身心同养，具有御邪疗疾、延年益寿、开发潜能的功效。从中医研究的角度看，易筋经以中医经络走向和气血运行来指导气息的升降，在身体曲折旋转和手足推挽开合过程中，人体气血流通，关窍通利，从而达到祛病强身的目的。而按现代医学观点来看，修习易筋经，会使人体血流循环加强，从而改善人体的内脏功能，延缓衰老。

易筋经运动量较大，动作难度较高，因此，全套运动只适宜于体质较好的青壮年练习。体质较弱者，可量力而行，有选择地操练其中几势或减少每势操练次数。心脑血管病和哮喘病发作期间忌用。

二、导摩术

当练功者做易筋经时，术者以手沿经筋路线导摩（运行），或练功者的意念沿经筋路线走行，称达摩易筋经导摩术。比单独练易筋经的功效更强，更有针对性。

具体操作：患者做易筋经术式，术者手掌伸展、五指并拢，掌心离患者皮肤2cm，根据亚健康表现所在的经筋病表现，循该经筋路线移行并诵读。视病情虚实顺经为补，逆经为泻。各经筋病表现及循行路线可参考"循经筋主要腧穴点穴法"一节。

第五节　药膳调理

一、补阳药膳

凡具有面色黯淡、精神萎靡、身重倦怠、形寒肢冷、口淡不渴等表现，均宜补阳药膳调理。

1. 高粱粥

用料：高粱米100g，桑螵蛸20g。

制法：先将桑螵蛸用清水煎熬2次，收滤液500ml；然后将高粱米洗净，放入砂锅内掺入桑螵蛸汁，置火上煮成粥，至高粱米烂时即成。服不拘时。

主治：补脾益肾，收敛固涩。适用于小儿体虚遗尿，多尿，面色无华；成人肾虚阳痿，尿频，遗精。

2. 海参粥

用料：海参适量，粳米或糯米100g。

制法：先将海参浸透，剖洗干净，切片煮烂后，同米煮成稀粥。

主治：补肾，益精，养血。适用于精血亏损，体质虚弱，性功能减退，遗精，肾虚尿频。

注意事项：海参粥能补益精血，每日早晨空腹服食，疗程不限。

3. 红薯粥

用料：新鲜红薯250g，粳米150g，白糖适量。

制法：将红薯（以红紫皮黄心者为最好）洗净，连皮切成小块，加水与粳米同煮稀粥。待粥将成时，加入白糖适量，再煮二三沸即可。

主治：健脾养胃，益气通乳。适用于维生索A缺乏症，夜盲症，大便带血，便秘、湿热黄疸。

注意事项：由于红薯粥含大量糖分，所以患糖尿病的人，不宜选用。另外，在吃红薯粥时，一定要趁热服食，冷了吃或吃后受凉，都容易引起泛酸、烧心。对于一些平素不能吃甜食的胃病患者，不宜多食。

4. 莲子粥

用料：嫩莲子20g，粳米100g。

制法：将嫩莲子发胀后，在水中用刷子刷去表层，抽出莲心，冲洗干净放入锅内，加入清水，放火上煮熟烂，备用。将粳米淘洗干净，放入锅中加清水煮成薄粥，搅匀。趁热服之。

主治：健脾止泻，益肾固涩，养心安神。适用于脾虚食少、腹泻、乏力、肾虚带下、遗精、尿频、心虚失眠、健忘、心悸等症。莲子粥味甜，涩味不明显，对脾肾不足之遗泄症，多服久服非常适宜。

注意事项：凡有外感或湿热证者均不宜服用。

5. 芡实粥

甩料：芡实（生者，用麦麸炒成黄色）15g，粳米（或糯米）30g。

制法：两者同入砂锅，加水500ml，用文火煎至微滚至沸腾，以粥汤稠而上见粥油为度。每早、晚空腹各服1次，温热时食用。

主治：益肾固精，健脾止泻。适用于脾虚久泻，带下，肾气虚，精关不固，遗精，遗尿，小便频数、尿浊等症。

注意事项：此粥在感冒及发热时宜停服，大小便不利、痰饮、中满者不宜食用。

6. 山药桂圆粥

用料：新鲜生山药90g，龙眼肉15g，荔枝肉5个，五味子3g，白糖适量。

制法：先将生山药去皮切成薄片，与桂圆、荔枝肉（鲜者佳）、五味子同煮作粥，加入白糖。晨起或晚上临睡前食之。

主治：补益心肾，止渴固涩。适用于心肾之阴不足而引起的消渴，小便频数，泄泻，心悸失眠，腰部酸痛等症。

注意事项：糖尿病患者不宜。

二、补气药膳

以倦怠乏力、萎靡不振、头目眩晕、语声低怯、短气自汗、舌淡苔白、脉虚为主要表现的气虚证，均宜补气药膳调理。

1. 白术猪肚粥

用料：白术30g，槟榔10g，猪肚1只，生姜适量，粳米100g。

制法：洗净猪肚，切成小块，与白术、槟榔、生姜煎煮取汁，去渣，用汁同米煮粥。猪肚可取出蘸酱油佐餐。

主治：补中益气，健脾和胃。适用于脾胃气虚，消化不良，不思饮食，倦怠少气，腹部胀，大便泄泻不爽。

注意事项：白术猪肚粥可供早晚餐温热服食。3~5天为1个疗程，停3天再吃，病愈后即可停服。由于槟榔属于破气耗气之品，所以，用量不宜过大。

2. 补虚正气粥

用料：炙黄芪50g，人参5g（或党参20g），白糖少许，粳米150g。

制法：先将黄芪、人参（或党参）切成薄片，用水浸泡半小时，入砂锅煎，改用小火煎成浓汁，分两份，于每日早晚同粳米加水适量煮粥，粥成后，加白糖即可。人参亦可制成参粉，调入黄芪粥中煎服食。

主治：补正气，疗虚损，健脾胃，抗衰老。适用于劳倦内伤，五脏虚衰，年老体弱，久病虚羸，心慌气短，体虚自汗，慢性泄泻，脾虚久痢，食欲不振，气虚浮肿等一切气衰血虚之症。

注意事项：补正气粥适用于虚性病症，可作早晚餐空腹食用。在服粥期间不食萝卜、茶叶，凡属热证，实热者忌服。用量根据各人情况，3~5天为1个疗程，间隔2~3天后再服。

3. 参苓粥

用料：人参3~5g（或党参15~20g），茯苓15~20g，生姜3~5g，粳米100g。

制法：先将人参（或党参）、生姜切为薄片，把茯苓捣碎，浸泡半小时，煎取药汁，后再煎取汁，将一煎、二煎药汁合并，分早晚两次同粳米煮粥服食。

主治：益气补虚，健脾养胃。适用于气虚体弱，脾胃不足，倦怠无力，面色苍白，饮食减少，食欲不振，反胃呕吐，大便稀薄等症。

注意事项：参苓粥是和暖的调理脾胃方，对有气虚以及胃寒者，一年四季均可间断常服。每天早晚两顿，空腹温热食用。

4. 落花生粥

用料：落花生45g（不去红衣），粳米100g，冰糖适量。也可以入怀山药30g，或加百合15g。

制法：先将花生洗净后捣碎，加入粳米、山药片或百合片，同煮粥，待粥将成时，放砂糖稍煮即可。

主治：健脾开胃，润肺止咳，养血通乳。适用于肺燥干咳，少痰或无痰，脾虚反胃，贫血，产后乳汁不足。

注意事项：花生粥可长期食用，不受疗程限制。在煮制花生粥时，外表红衣不宜去掉，由于花生有润肠通便用途，凡腹泻的患者不宜多吃，霉烂的花生禁用。

5. 珠玉二宝粥

用料：生山药60g，生薏苡仁60g，柿饼30g。

制法：先把薏苡仁煮至烂熟，而后将山药捣碎，柿霜饼切成小块，同煮成糊粥。

主治：补肺，健脾，养胃。适用于阴虚内热、劳嗽干咳、大便泄泻、食欲减退等一切脾肺气虚的病症。

注意事项：珠玉二宝粥主要作为慢性调理之用，以5~7天为1个疗程，每天分2次服食。

6. 薯蓣粥

用料：生薯蓣适量（100~150g）或用干怀山药粉，每次用白面粉100~150g，葱、姜适量，切碎，红糖少许。

制法：先将生薯蓣洗净，刮去外皮，捣烂，同面粉调入冷水中煮作粥糊，将熟时加入葱姜红糖，稍煮一二沸即成。

主治：养心气，健脾胃。适用于心气不足，心慌心跳，自汗盗汗，脾胃虚弱，虚劳消渴，食欲不振，消化不良，腹泻久痢，男子遗精，妇女带下。

注意事项：薯蓣粥须温热服食，常年均可食用，不受疗程限制。

三、补血药膳

以面色苍白或萎黄，唇色淡白、指（趾）甲无华、头晕眼花、心悸失眠、手足麻木、舌质淡、脉细数无力为主要表现的血虚证，均宜补血药膳调理。

1. 苎麻根煲鸡

用料：母鸡1只，干苎麻根50g（鲜品150g）。

制法：

（1）将鸡开膛洗净，去内脏后，同时去掉鸡头、鸡爪。

（2）将洗净的苎麻根塞入鸡腹内，放入清水中，用小火煲3小时左右，调味后，可饮汤吃鸡。

主治：适用于习惯性流产，妇女崩漏带下等疾。

2. 人参炖鸡

用料：乌鸡1只，人参15g，天冬20g，鹌鹑蛋10只，白酒少许。

制法：

（1）将鹌鹑蛋煮熟，去壳待用。

（2）将人参和天冬切成薄片，待用。

（3）乌鸡洗净，将鸡头鸡脚全纳入鸡体内，鸡放入炖盅。把人参和天冬放在鸡上，倒入适量清水，隔水大火炖2小时，加入白酒和鹌鹑蛋，再炖40分钟就可以饮汤食肉。

主治：适用于贫血，衰弱。

3. 十全大补汤

用料：党参12g，茯苓12g，炙黄芪12g，炙甘草10g，肉桂5g，墨鱼100g，熟地黄20g，猪肝100g，炒白术12g，猪肉500g，炒川芎8g，姜50g，当归12g，猪杂骨适量，酒白芍12g。

制法：

（1）将以上中药洗净，放入纱布袋内备用。

（2）将其余的材料全洗净，切成小块与药袋放清水中煮开，除上泡沫，放少许花椒、绍酒，用小火煲3小时，调味后食用。

（3）早晚各吃1碗，服完后，5天后再开始煮另外一锅。

主治：适用于气血两亏，面色萎黄，精神倦怠。

注意事项：风寒感冒者禁食。

4. 怀山药炖水鱼

用料：怀山药25g，龙眼肉25g，水鱼1只。

制法：

（1）用滚水烫水鱼，使其排尿后切开，洗净，去内脏，将水鱼同壳一起放入炖盅内，加几片姜。

（2）将怀山药、龙眼肉洗净放入炖盅内，加入适量水，隔水炖2小时可调味服用。

主治：适用于低热，慢性咳嗽，贫血。

注意事项：水鱼不宜同苋菜同吃。

5. 翡翠苋菜

用料：苋菜250g，江瑶柱（干贝）100g，麻油适量。

制法：

（1）将苋菜洗净，取较嫩的部分食用。

（2）将水烧开，放少许盐，将摘好的苋菜放滚水里烫一下，捞出后即放入冷水中浸泡，再捞出沥干。

（3）江瑶柱前一晚用热水浸渍，用浸渍的水煮软。使其散开成丝状。

（4）将适量麻油烧热，放入姜丝少许，和干贝同炒，再加入苋菜后大火快炒。

（5）加入煮过江瑶柱的水，调味后用藕粉勾芡即可。

主治：贫血。

注意事项：苋菜最忌与龟、鳖等同食。

6. 红焖狮子头

用料：绞碎猪肉500g，番茄500g，胡萝卜250g，洋葱250g，鸡蛋1个，四季豆适量，红花少许。

制法：

（1）将鸡蛋与绞碎猪肉一起拌匀，放入生油、绍酒、姜末、生粉，继续搅匀。做成四个狮子头。

（2）将油烧热，入锅炸狮子头呈黄色。

（3）放适量油，依次将红萝卜、番茄、四季豆煸炒，倒入煎好的狮子头。

主治：痛经，经血不调。

四、安神药膳

凡具有神志不安、心悸、失眠、惊痫、烦躁易怒等阳气躁动表现，均宜安神药膳调理。

1. 阿胶糯米粥

用料：4~6人份：阿胶12g，糯米酌量，盐少许。

制法：

（1）糯米放进锅内加水（浓度自行酌量）。

（2）米锅放至炉上，用小火煮，煮至成粥状。

（3）将阿胶放进米锅，溶化后放盐，即可。

主治：养血、止血、安胎，适用于月经过多、先兆流产。阿胶又称驴皮胶，味甘，性平，入肺、肝、肾经，可滋阴养血、安胎；糯米味甘，性温，入脾、胃、肺经，补中气、暖脾胃。

注意事项：四季可用。可调味甜食。

2. 补心益神盅

用料：4人份：红枣12枚，羊心1副。

制法：

（1）红枣洗净，浸泡一会儿，备用。

（2）羊心洗净，切小块备用。

（3）将红枣、羊心放进盅内，加水（酌量），加盖，用小火隔水炖熟，1~2

小时即可。

主治：补心安神，适用于心悸、血虚、烦躁不安等。红枣味甘，性平，入脾、胃经，可补脾益气、益胃生津；羊心味甘，性温，入心、肝经，可治惊悸怔忡、解郁补心。

注意事项：四季可用。外感发热时勿用。

3. 炒三冬

用料：冬菇12朵（大朵），冬笋500g，冬菜100g。

制法：

（1）将冬菇洗净，去蒂切成块。

（2）冬笋剥去外皮洗净，切成丝状。冬菜洗去盐分。

（3）油锅热后，放入生笋丝煸炒，然后放入冬菇及冬菜，快熟时倒入浸冬菇的汁，调味后勾芡，再淋上麻油即成。

主治：适用于体弱气虚。

4. 调息安养盅

用料：6~8人份：白鳝1条，山药25g，百合25g。

制法：

（1）白鳝去肠脏洗净，备用。

（2）山药、百合洗净，备用。

（3）将白鳝、山药、百合放进盅内，加水（酌量），加盖，用小火隔水炖熟，约2个小时，即可。

主治：滋补强壮、健脾润肺，适用于烦躁、食欲不振、神经衰弱等。山药味甘，性平，入脾、肺、肾经，可健脾补肺、固肾益精；百合味甘、微苦，性平，入心、肺经，可益气调中，清心安神，润肺止咳；白鳝又称鳗鱼，味甘，性平，入脾、肾经，可补虚劳。

注意事项：四季可用。白鳝血清有毒，切勿生食，生饮其血亦有毒，不可饮之。宰杀白鳝者，手部不可有伤口，并一定要洗净其血方可烹食。切记。

5. 黄芪杞子炖乳鸽

用料：乳鸽1只，黄芪25g，枸杞子25g。

制法：

（1）将乳鸽去毛，挖去内脏放炖盅内。

（2）将黄芪和枸杞子洗净同时放入，加适量水，隔水炖3小时，离火后放少许盐，即可饮汤吃乳鸽。

（3）一般3天炖1次，3~5次可以见效。

主治：适用于中气虚弱，表虚自汗。

6. 鸡翅炒毛豆

用料：鸡翅600g，毛豆1碗，香菇3朵。

制法：

（1）将鸡翅洗净，香菇浸软切成丝。

（2）将油锅热后，放入姜、蒜粒、鸡翅、煸炒放少许绍兴黄酒，然后放入用小火炖，再放入毛豆、生油、砂糖等调料，加入香菇及泡香菇的汁，续煮至收汁即可。

主治：适用于脑神经衰弱。

五、补肾药膳

凡因肾虚所致的头痛、耳鸣、眩晕、经闭、带下、遗精、滑胎、腰痛、月经不调等表现，均宜补肾药膳调理。

1. 当归强身汤

用料：4~6人份：当归30g，牛尾1条。

制法：

（1）当归洗净，浸泡一会儿，备用。

（2）牛尾切成小段。

（3）当归、牛尾放进锅内，加水（酌量），用小火煎熬3.5~4.5个小时。

主治：补肾、补血、强筋骨，适用于阳痿、肾虚腰痛、下肢酸软无力等。当归味甘、辛，性温，入心、肝、脾经，可补血活血；牛尾味甘，性平，入脾、肾经，可补肾、强筋骨。

注意事项：适合冬春寒冷季节。

2. 调息补益香蜜服

用料：4~6人份：蜂蜜酌量，核桃仁50g，五味子2g。

制法：核桃仁、五味子洗净，加进蜂蜜，捣烂成糊状，即可。

主治：补肾固精，适用于肾虚耳鸣、盗汗、遗精、失眠、神经衰弱。五味子味酸，性温，入肺、肾、心、胃经，可生津、收汗、敛肺、滋肾涩精；核桃仁又称胡桃肉，味甘，性温，入肾、肺经，可润肠、温肺定喘、补肾固精；蜂蜜味甘，性平，入肺、脾、大肠经，可补中润燥、止咳嗽。

注意事项：四季可用，最适合冬季。

3. 黄芪猪肠汤

用料：猪肠1条，黄芪25g，干玉米须50g，怀山药少许，瘦肉200g。

制法：

（1）先将猪肠切片或块，放入清水中煮开，除去浮油及泡沫。

（2）将瘦肉切成片放入汤中，同时放入黄芪、怀山药、玉米须，用小火煮2小时，再放少量盐。就可饮汤食肉。

主治：适用于糖尿病，肾炎水肿，气衰血亏。

4. 黄芪豆腐汤

用料：黄芪5g，山药5g，葛根5g，豆腐半块，竹笋1/4条，红萝卜1/4条，香菇6朵，虾米5g，黄瓜少许，葱适量。

制法：

（1）将洗净的黄芪、山药、葛根放清水中煮开，用中火煲半小时左右，捞出药材弃去。

（2）将豆腐、竹笋、红萝卜切成片状放入汤中。将冬菇洗净，连泡的水也倒入，放入虾米煮。

（3）离火前放入葱花和黄瓜片，调味后，香气扑鼻。

主治：适用于糖尿病。

六、健脾药膳

凡两胁胀痛、不思饮食、腹胀肠鸣、大便稀溏等脾不健运表现，均宜健脾药膳调理。

1. 草果煲牛肉

用料：草果10g，牛肉250g。

制法：

（1）将牛肉洗净切成小块，放入清水中煮开，除去泡沫及浮油，放几片姜及少许绍酒。

（2）将洗净的草果放入牛肉汤中，用小火煲3个小时左右，调味后可以食用。

主治；适用于虚寒性胃痛，腹胀满。

2. 谷芽麦芽鸭肫

用料：鸭肫2个，谷芽20g，麦芽25g。

制法：

（1）将鸭肫割开，除去肫内的脏东西，但不要剁去鸭肫黄色衣（又叫鸭内金）。洗净后放入清水中煲。

（2）将谷芽和麦芽用温水浸泡后洗净，放入煲中，用文火煲2小时，调味后饮汤食用。

主治：适用于消化不良。

3. 红枣焖牛腩

用料：牛腩500g，生姜500g，红枣200g，汾酒250ml，葱少许。

制法：

（1）将牛腩洗净放入清水中煮，除去泡沫及浮油后，放入葱及拍碎的生姜，用中火煲10分钟。

（2）将红枣用温水洗净，去核后放入汤，同时倒入适量汾酒，用小火煲5个小时，放入少量盐，待肉焖成糜状即可食用。

（3）每日早晚各吃3~4汤匙。吃时要隔水蒸热。

主治：适用于脾胃虚弱。

4. 鸡内金提神汤

用料：4~6人份：鸡胗450g，山药50g，生姜4片（切成薄片），豆浆2杯，水芹数根，鸡内金9g。

制法：

（1）鸡胗洗净，切成小块，备用。山药冲净，浸泡一会儿，备用。鸡内金、水芹洗净，备用。

（2）生姜放进锅内，加水3碗，用中火煮，沸时，将鸡胗放进去，快煮去腥味，捞起，备用。鸡胗放进锅内，加水7碗，用小火煮，煮时除掉泡沫，然后加进鸡内金。再用小火煎熬。

（3）将鸡胗、鸡内金煎熬至软的程度时，将山药加进，边熬边除掉泡沫，直至山药软化。

（4）在汤锅内倒入豆浆，再以水芹装饰撒在汤上，即可。

主治：缓解疲劳、滋养强壮，适用于胃弱、容易疲劳等。鸡内金味甘、性平，促进消化；山药味甘、性平，入脾、肺、肾经，可健脾补肺、固肾益精；生姜味辛、性温，入肺、胃经，可发表散热、止咳化痰、益脾胃；豆浆滋养。

5. 栗子养身糊

用料：1人份：栗子8枚，白糖少许（可酌量）。

制法：

（1）将栗子去壳，捣烂，加水（酌量），用小火煮成糊状（边煮边搅拌）。

（2）栗糊加进白糖，即可（分数次吃）。

主治：养胃健脾，适用于幼儿消化不良引起的腹泻。栗子味甘，性温，入脾、胃、肾经，可养胃健脾、补肾强筋；白糖味甘，性平，入脾经，可润肺、生津。

注意事项：只适用于消化不良引起的腹泻，其他症状或腹泻频繁，应及时就医。

6. 肉豆蔻莲子粥

用料：2~4人份：莲子60g，肉豆蔻5g，米酌量，盐少许。

制法：

（1）将莲子用开水烫过，备用。

（2）将米放进锅内加水（浓度自行酌量）。

（3）将莲子、肉豆蔻放进米锅内。

（4）米锅放至炉上，用小火煮至成粥状，加入盐，即可。

主治：温胃、健脾、止呕、行气，适用于食欲不振、脾胃虚寒。肉豆蔻味辛、苦、涩，性温，入脾、胃、肾经，可温中健胃、行气止痛；莲子味甘、涩，性平，入心、脾、肾经，可养心、益肾、健脾、滋补、强壮、镇静、固精气、治腹泻等。

注意事项：四季可用。煮莲子须去心。

七、明目药膳

凡有视物模糊、目涩羞明、迎风流泪等眼部表现，均宜明目药膳调理。

1. 蒺藜子烩豆腐

用料：蒺藜子15g，豆腐2块，猪肉200g，胡萝卜4条，香菇5朵，虾米少许，青豌豆100g，鸡汤少许。

制法：

（1）将蒺藜子洗净，捣碎后煎出汁待用。

（2）用麻油起锅，把剁碎的猪肉炒一遍调味后盛起。

（3）将胡萝卜洗净切丝。冬菇泡软后切丝。虾米最好用酒泡一下。

（4）用麻油起锅，放入豆腐，用大火不停地翻炒，用锅铲将豆腐压碎，放入胡萝卜、豌豆、冬菇、虾米、猪肉、鸡汤和蒺藜子汁，调味后勾芡即成。

主治：适用于肾虚，视力衰退。

2. 韭菜炒羊肝

用料：韭菜200g，羊肝250g。

制法：

（1）将羊肝洗净切成薄片，用生粉、绍酒、生抽搅匀放置半小时。

（2）将韭菜洗净，切成小段，起油锅将羊肝快炒铲出。倒少许油把韭菜炒熟后，把羊肝倒入稍炒几下。加调味即可食用。

主治：适用于视力衰退、阳痿。

3. 玄参烩猪肝

用料：猪肝500g，玄参20g。

制法：

（1）将猪肝洗净放入清水中煮开，除去泡沫，并把玄参同时放入，用小火煲1小时，将猪肝捞出，切成小片备用。

（2）用素油煸炒，放入猪肝片、少许酱油、糖，加原汁少许，收后勾芡粉即可佐餐。

主治：适用于慢性结膜炎，虹膜炎。

4. 猪肝枸杞汤

用料：猪肝150g，鸡汤4碗，枸杞叶200g。

制法：

（1）将猪肝洗净后，切成片状，用姜丝和绍酒拌匀。枸杞叶用水洗净待用。

（2）猪肝和枸杞叶用滚水烫一下。

（3）将鸡汤放入锅内煮开，调味后放入猪肝和枸杞叶，稍稍煮一下即可食用。

主治：适用于贫血，视力衰退。

5. 朱砂蒸鸡肝

用料：朱砂0.5g，鸡肝2副。

制法：

（1）将鸡肝洗净后切成小片。

（2）将朱砂与鸡肝拌匀后，放入瓷碟中隔水蒸1~2小时，调味后服用。

（3）朱砂不宜多服，同时不宜用火炮制以免汞中毒，所以必须隔水蒸食。

主治：适用于视力减退，眼角膜软化。

6. 鲍鱼烩海参

用料：鲍鱼1个（大），海参1条（大），香菇3朵，荷兰豆50g。

制法：

（1）将鲍鱼洗净，切成薄片。海参于前一夜浸泡，膨胀后，纵切成两半，去肠肚及泥沙，洗干净后，用滚水烫软，切成薄片。

（2）香菇浸软，去蒂，切丝。荷兰豆除去豆荚的筋，用滚水烫一下。

（3）将葱、姜、蒜放入油锅中爆炒，再放入香菇、海参、鲍鱼，最后放荷兰豆，调味后，用生粉或藕粉勾芡即可食用。

主治：适用于视力衰退，高血压，肝功能差。

八、润肺药膳

凡有咽喉干燥哽痛、呛咳痰多、舌红苔黄等肺燥表现，均应"燥者润之"，适宜润肺药膳调理。

1. 白果炒鸡

用料：鸡肉300g，白果20粒，杏仁10粒，木耳半碗，香菇2朵，红萝卜少许，辣椒2个，竹笋少许。

制法：

（1）将鸡肉切成小粒，用绍酒、生粉拌匀，将红萝卜、竹笋、辣椒切块。木耳洗净，香菇浸软去蒂切块。白果去壳，用热水烫后去骨皮，杏仁也浸于热水去皮。

（2）油热后炒鸡肉，放少许葱、姜、蒜，稍煸后盛于盘中。

（3）放少许油，将红萝卜、木耳、香菇、竹笋和辣椒同炒。

（4）放入白果及油炸的杏仁，加调味料勾芡即可。

主治：适用于咳嗽，支气管炎。

2. 豆腐润燥汤

用料，4~6人份：豆腐300g，生石膏30g。

制法：

（1）豆腐冲净，切成四方小块，备用。

（2）豆腐、生石膏放进锅内，加水（酌量），用小火煎熬3~4个小时，即可。

主治：解毒、润燥，降胃火、清肺热，适用于口疮、咽喉炎、肺热咳嗽、胃热牙痛。石膏味甘、辛、性寒，入肺、胃经，可清热泻火、除烦渴；豆腐味甘，性凉，入脾、胃、大肠经，可清热、润燥、生津、解毒等。

注意事项：四季可用，只可用生石膏，不可用熟石膏。

3. 降火万寿菊液

用料：1人份：红糖少许，万寿菊12g。

制法：

（1）万寿菊洗净，放进锅内，加水2碗，用小火煎熬，煎熬至1碗，去渣。

（2）将红糖加进菊液内，即可。

主治：清热、消痰、止咳，适用于支气管炎、感冒咳嗽、小儿百日咳等。万寿菊又称金菊、蜂窝菊，味苦、微辛，性凉，入肺、肝经，可祛风、降火、平肝、止咳，红糖味甘，性平，入脾、肺经，可润肺、生津、止咳、化痰等。

注意事项；四季可用。菊花以万寿菊为准，不可用其他菊花代替。

4. 枇杷叶生姜粥

用料：4~6人份：生姜16g（切成片），枇杷叶16g，米酌量，盐少许。

制法：

（1）生姜洗净，备用。枇杷叶洗净，浸泡一会儿，备用。

（2）米放进锅内加水（浓度自行酌量），将生姜、枇杷叶放进米锅内。

（3）米锅放至炉上，用小火煮熬，煮熬至成粥状，加入盐，即可。

主治：祛痰、止咳、健胃、降气，适用于食欲不振、胃气上逆之呕吐、慢性支气管炎之咳嗽痰稠等。枇杷叶味苦，性微寒，入肺、胃经，可化痰止咳、和胃止呕、降气；生姜味辛，性温，入肺、胃经，可发表散热、止呕祛痰、益脾胃。

注意事项：四季可用。

5. 天冬萝卜汤

用料：天冬20g，萝卜250g，火腿（或咸肉）200g，胡椒适量，葱少许。

制法：

（1）将天冬切成小片，煎熬成浓汁。

（2）将火腿切成薄片，萝卜切成丝状，先将火腿放入清水中煮开，然后放入萝卜丝，再倒入天冬汁，滚开后加入调味品及胡椒粉和葱花，即可食用。

主治：咳嗽，皮肤粗糙。

6. 柚子皮炖鸡

用料：雄鸡一只，柚子一个。

制法：

（1）将柚子剥去外皮，一瓣一瓣分开。

（2）将雄鸡去内脏洗净，再将柚子肉放入鸡肚内，将鸡放入炖盅内。加少量水，隔水炖3小时，调味后饮汤吃鸡。每两周1次，连服3次，可以见效。

主治：适用于慢性支气管炎，哮喘。

九、壮阳药膳

凡具有腰膝酸软而痛、房事不济等表现，均宜壮阳药膳调理。

1. 醉虾

用料：虾250g，绍酒适量。

制法：

（1）将虾洗净，剪去头须，除净肚肠。

（2）将虾与绍酒一同煮2分钟，根据自己喜好，适当加调味料。浸泡1小时后可以食之。

主治：适用于肾虚，阳痿。

2. 玉兰明虾

用料：大虾12只，芥蓝菜500g，番茄酱适量，醋少许。

制法：

（1）虾去脚爪，除砂肠，留壳，用姜丝、绍酒及酱油拌匀，腌10分钟备用。

（2）用热油炒大蒜粒，倒入虾，炒成红色，加酒、高汤、糖和盐，将汁收干后加番茄酱和醋。

（3）将芥蓝菜洗净切段，用滚水氽一下，油锅快炒，加入高汤等调味料，取出放于大虾上即可。

主治：适用于阳痿，神经衰弱。

3. 蒜泥白肉

用料：猪后腿肉500g，蒜数瓣，辣椒油适量。

制法：

（1）将猪肉洗净后放清水中煮开，除去泡沫，放入姜、蒜及绍酒，用小火煲40分钟，捞出切成稍薄片状。

（2）将蒜洗净捣成泥，与糖、醋、酱油、辣椒油等拌匀，淋在肉片上即可。

主治：适用于肾虚，阳痿。

4. 山药芝麻丸

用料：山药100g，黑芝麻50g，猪肉（肥瘦）1000g，鸡蛋2只，砂糖2

汤匙。

制法：

（1）山药去皮洗净，上笼蒸熟。黑芝麻炒熟。鸡蛋打碎，取蛋清搅匀，加入山药打成糊，调适量盐。

（2）猪肉斩碎成粒，用蛋清山药糊拌匀，入油锅炸至金黄色捞起。

（3）锅内放少许麻油，温热时放入砂糖，搅动至糖全部溶化后，放入炸好的肉丸，再搅动使粘匀糖汁。立即倒入黑芝麻，搅动使芝麻均匀黏附于肉丸表面，即可装盆上桌。

主治：适用于脾肾虚弱，头晕健忘，白发、脱发。

5. 西湖春色

用料：4~6人份：红花8g，螃蟹2只，鸡蛋3个，胡椒少许，芡粉少许，姜1片，葱1根，酒少许，盐少许，油3大汤匙。

制法：

（1）红花冲净，浸泡一会儿（水量刚好盖住红花），备用。螃蟹洗净，去壳，清干净，切成小块。将小块螃蟹放进沸水中，煮五分熟立刻捞起，备用。葱、姜洗净切碎，备用。

（2）炒锅待热，倒入油，油热时，放进葱姜小火爆香。再将螃蟹放进炒锅转大火，快炒。

（3）倒进3碗水（约刚好盖住蟹的量），煮至水开，加进盐、酒、胡椒、红花。

（4）将鸡蛋打散，淋到锅内，均匀翻炒凡下，即可。

主治：促进血液循环，适用于虚寒证者。红花味辛，性温，入心、肝经，活血通经、去瘀止痛；螃蟹味咸，性寒，散瘀血；鸡蛋味甘，性平，入心、脾经，滋阴润燥、补脾养血。

注意事项：四季可用。

6. 核桃鸭子

用料：核桃仁300g，荸荠（马蹄）200g，老鸭1只，鸡肉泥150g，蛋清适量。

制法：

（1）将老鸭宰杀后，去内脏洗净，用滚水烫一遍，装入盘，放葱、姜、食盐、绍酒，上笼蒸熟后取出。

（2）将老鸭对半切开，另用鸡肉泥、蛋清、玉米粉、绍酒调成糊状，再把核桃仁、荸荠剁碎加入糊内，拌匀后，铺在鸭内膛上。

（3）将鸭子放入大油锅中用温火炸酥，成金黄色捞出，用刀切成条块，放于盘内，周围可放些用水氽过的蔬菜以作装饰。

主治：适用于肾虚阳痿，咳嗽。

第四章　氧　调　理

氧气是动物、植物，以及人类呼吸所必需的气体，是我们赖以生存的必要条件。缺氧是健康的杀手，是"亚健康"的元凶，需要引起高度重视。

随着人们生活水平的提高、经济的迅速发展，空气污染等环境问题也越来也凸显。面对目前严峻的大气环境形势，国家已采取坚定措施，大力整治，我们要紧密配合，提高忧患意识，立即行动起来。一方面开源，如保护植被、爱护水源、增加空气中氧的比例、减少空气中杂质和污染物的含量。另一方面节流，如提高身体素质、科学锻炼身体，把氧气最大限度地吸入并充分利用起来，提高氧气的利用率。总的原则就是提高"正气"（自身免疫力），使其足以抵御"邪气"（致病因子），以"扶正祛邪"的健康理念，更好、更多地利用氧气，来提高我们的生活质量，确保身体健康。

第一节　氧　气　概　述

一、氧气——"养生之气"

1. 氧气——"养气"　氧，是一种化学元素，在通常条件下为气体，符号为O_2，无色、无味、无臭，比空气重。能帮助燃烧，是动、植物呼吸所必需的气体。

氧气的中文名称，是由中国近代化学的启蒙者徐寿命名的。徐寿认为，人的生存离不开氧这种"养生之气""养气之质"，所以就命名为"养气"。后来，才统一用"氧"代替了"养","氧气"代替了"养气"。

公认的氧气的发现者，是英国化学家普利斯特列（1733—1804）。但是，在1100多年前，中国学者马和在其《平龙认》一书中，就表明他对"阴气"已有相当的认识，这种"阴气"指的就是氧气。

2. 氧气的来源　氧气是怎么生成的呢？氧气的来源，主要依靠"光解作用"和"光合作用"。

"光解作用"，是指水在光线下分解成氧和还原态的氢。"光合作用"，是指植物在光线下产生氧。这两种作用里面，光线是主导，而水和植物是物质基础。

"光合作用"产生氧的同时，又与还原态氢生成水；而水又在光线的光解下生成氧，如此周而复始的循环，才使地球上有源源不断的氧和水，使大自然中的万物得以生息。

植物进行光合作用会产生氧气，人类也因此有氧可吸，才能存活下去。

对于产生氧的物质基础——水和植物，我们应该万分珍惜，浪费水和污染水、乱砍滥伐森林等破坏环境的做法，无异于自毁生命之源。

3. 氧气的特征　氧气是一种无色、无味、无臭的透明气体，能够帮助燃烧，密度比空气大，不易溶于水，几乎可以跟其他任一元素结合。在大气中占21%，海水中占85%，人体中占65%。

4. 氧气是怎样进入人体的——内呼吸和外呼吸　人体是经呼吸系统不断地从外界吸入氧气，由循环系统将氧气送至全身的组织和细胞，同时将细胞和组织所产生的二氧化碳再通过循环系统送到呼吸系统，排出体外，完成新陈代谢过程。

人体的呼吸系统，由气体通行的呼吸道和气体交换的肺组成。

呼吸道，由鼻、咽、喉组成的上呼吸道，和由气管、支气管及肺内的各级支气管分支组成的下呼吸道组成。

肺，是一个内含大而潮湿的呼吸表面的腔，位于胸腔内部，受体壁保护。由支气管反复分支及其末端形成的肺泡共同组成。氧气进入肺泡内，与肺泡周围毛细血管内的血液进行交换。

氧气经过呼吸道进入肺，透过肺泡进入毛细血管，通过血液循环，输送到全身各个器官、组织，供给各器官氧化过程所需。同时，各器官、组织产生的二氧化碳等代谢产物，经过血液循环运送到肺，然后经呼吸道呼出体外。这个过程，可作以下简释：

氧气—鼻—咽—喉—气管—支气管—肺—肺内的各级支气管分支—肺泡—毛细血管—进入血液循环—输送到全身各个器官、组织。

呼吸过程，由相互衔接并且同时进行的"外呼吸"和"内呼吸"两个环节来完成。外呼吸，在指在肺部进行的氧进入血液、二氧化碳，再进入肺泡的交换过程。内呼吸，则是血液中的氧，进入细胞组织，而细胞组织的废气二氧化碳进入血液的过程。

5. 氧气进入人体的终极目标——转换成人体所需的能量 人体要完成正常的功能，就必须具备信息、物质和能量三个要素。氧气作为一种物质，经氧化作用而产生身体所需的能量，这就是氧气进入人体的终极目标和最重要的作用。

氧气进入人体后，通过氧化作用，分解葡萄糖等可以产生能量的物质，产生三磷酸腺苷（ATP），它是人体可利用的能量，也就是身体器官、细胞在执行各种功能时的必备条件之一，没有这个过程产生的三磷酸腺苷，就不能完成人体的生命活动。这个过程，可用以下简释：

氧气进入人体—氧化作用—分解葡萄糖等可以产生能量的物质—产生三磷酸腺苷（ATP）—供给器官、细胞能量—执行人体的各种功能。

6. 氧气进入大脑的"另类途径"——脊柱的"呼吸" 如果把人体比作汽车，氧气是汽油，大脑就是发动机；把人体比作电脑，氧气是能量，大脑就是中央处理器（CPU）。足见大脑的重要性，以及大脑与氧气的密切关系。

从常规意义上讲，大脑得到氧气的途径是，通过呼吸把氧气吸入，氧再与血液里的红细胞结合，最后通过血液循环进入大脑。

在常规意义之外，大脑还有另外一种得到氧气的途径，那就是通过椎管内的脑脊液供氧，也称为"另类的呼吸"。与常规吸进氧气、呼出二氧化碳的呼吸不同，另类的脊柱"呼吸"，是凭借脑脊液的循环流动，把氧气提供给脑细胞。

脑、脊髓等都浸泡在脑脊液中，脑脊液也在脑与脊柱中循环，为脑细胞输送氧及营养，并带走产生的废物。

吸气时，脊柱伸直，脑脊液由下向上流动；呼气时，脊柱弯曲，脑脊液由上向下流动，反复进行。这种"水泵"作用，使新鲜的脑脊液一直在脑与脊柱中循环，向脑提供营养，保证人体中枢的正常功能。

如果，组成脊柱的骶椎、腰椎、胸椎和颈椎发生了个体或节段的微小错位或排列紊乱，将不能使脑脊液在椎管内正常流动，也就影响了脊柱的"呼吸"，造成脑缺氧。

为此，积极预防、中医骨伤科矫正脊柱的手法和自我练习，就显得非常重要。具体的方法，后面的章节会有详细介绍。

二、缺氧——健康的隐性杀手

众所周知，呼吸是与我们身体息息相关、至关重要的大事，可是，我们每天不是都在呼吸吗？为什么还会缺氧呢？这是很多人的疑惑所在，现在就为您一一解密。

当今社会正处于工业、科技飞速发展的阶段，伴随着繁荣和进步，对大自然的污染和破坏也随之而来，首当其冲的就是人类一时一刻都不可或缺的空气，大面积雾霾的发生就是最典型的例子。

人体吸入氧气，就能使细胞排故增新，保持五脏六腑的正常工作，吸收食物营养，排出体内毒素，没有氧气，人体就不能生存。而被污染的空气中，氧气的含量减少而有害物质剧增。

长期吸入被污染的空气，会使体内的组织细胞缺氧，不能正常工作，使人体这具高度精密、复杂的"机器"不能正常运转，身体就处于"好多地方都不舒服，工作效率减低，生活质量下降，到医院检查也没有大问题，试着吃药也不管用"的"亚健康状态"。

长期吸入被污染的空气，会造成有害物质积存，缺氧的细胞不能有效工作，时间一长就会伤害机体，造成疾病。让人忧虑的是，这种情形对现代人而言，似乎已是一种常态现象。所以说，缺氧是人类健康的隐性杀手。

（一）缺氧的原因

远古时代的人类，每天都是冒着生命危险，在崇山峻岭中奔跑狩猎，过着耗费大量体力而又有氧运动的生活，体内各个器官、脏腑都得到充分的锻炼与运动，加之大自然未被破坏，空气中含氧量高，造就了他们壮硕的身体。

然而，随着现代化生活的转变，人类需要直接利用身体维持生活的活动越来越少，生活变得更方便，饮食结构也产生了很大变化。加上地球逐年受到污染与破坏，大气层中的含氧量不断下降，使我们不知不觉处于一个"慢性缺氧"的环境中。

1. 缺氧的环境因素　环境污染，是指随着全球工业化进程的加快，工业"三废"（废气、废水、废渣）排放的有害物质超过了环境允许的极限，所引起环境质量下降的现象。专家预言，21世纪威胁人类的将不是核战争，而是贪婪掠夺自然资源、肆无忌惮破坏绿色环境带来的生态灾难。

环境污染的主要形式有：大气污染、二氧化碳和温室效应、臭氧层空洞、水污染、酸雨及土壤污染、噪声污染和白色污染。

（1）大气污染：现代工业、交通和生活散发大量有害气体，超出生物圈的自然净化能力，破坏了空气的清洁新鲜状态，称大气污染。

全球每年排入大气的二氧化碳量为60亿吨，居大气污染物质排放量前列的有：有色金属冶炼、水泥煅烧，以及煤燃烧过程产生的不能燃烧的固体物质"粉尘"和有毒气体二氧化硫；磷肥厂、铅厂和有机化学工厂排出的氟和氟化氢；农药厂排出的氯化物和汽车尾气排出的一氧化碳。

人体吸入了这些有害物质，在肺泡里很快与血红蛋白结合，生成离解缓慢的碳氧血红蛋白，降低了血液输送氧的功能，使人体出现头晕、胸闷、心慌等缺氧症状，旷日持久就可能引起呼吸道感染、心脏病、贫血等慢性疾病。

（2）二氧化碳和温室效应：二氧化碳在大气中像温室的玻璃一样，一方面透过来自太阳的短波辐射，使热量能传到地表，不影响地面接收的辐射量；同时，又拦住并吸收地球散热过程中的长波辐射，减少地表热量的散失，这种现象称之为"温室效应"。

地球表面平均温度增高2℃，就可使两极冰体逐渐融化，导致海平面上升，威胁沿海大城市。根据"温室效应"的原理，如果二氧化碳层浓度加厚，地球表面平均温度就将增高。据科学家测算，大气中二氧化碳浓度增加1倍，大气增暖可达1.5~4.5℃，极地增温可达10℃。自18世纪工业革命以来，近50年全球海平面每年上升10~23cm。随着地球人口急剧膨胀和工业发展，进入大气中的二氧化碳量逐年增加，1997年世界二氧化碳排放量最高达63亿吨，比上年增加1.5%。

今后50年内，地球表面温度将上升3℃，海平面将升高25~150cm，沿海岸线25英里（约40千米）内将有被淹没的危险。同时，随着全球年毁森林1690万公顷的速度，森林面积快速减少，对二氧化碳的吸收量也随之减少，这就改变了大气成分中二氧化碳与氧气的正常比例，破坏了整个大自然的平衡。这些都使人类面临严峻的生存考验。

（3）臭氧层空洞：臭氧，能吸收太阳辐射中短波紫外线，紫外线对人体及生物都有极强的杀伤力，能射入海内10m深度以下，杀伤有益细菌及生物。

在距地表20km以上的大气层中，有一个臭氧层，臭氧层对地面的生物起着保护作用，可以使大气平流层增热，使平流层形成上热下冷，抑制对流层影响，形成稳定层结。

但近年来，人类对平流层影响增加了，喷气飞机的喷射物质、核爆炸核扩散，以及氯氟甲烷（制冷的氟利昂）对臭氧层的破坏加剧。近年对两极的考察发现，两极上空9、10月份臭氧层稀薄，周期性出现臭氧层空洞，臭氧量减少50%左右，如继续扩大，会对人类形成紫外线杀伤。

（4）水污染：据世界卫生组织统计，人类所患疾病的80%与水污染有关。现在，全球每年排放污水4500亿吨，这些大量排放的工业废水与生活污水中，含有有害物质高达800余种，煮沸水只能除去细菌、病毒等部分物质，但无法除去砷、氯、铅等严重危及人体健康的有害元素。

（5）酸雨及土壤污染：又称酸沉降，指酸碱度（pH）小于5.6的大气降水。空气中的硫氧化物、氮氧化物两种有毒污染气体，溶化于雨雪、雾露中，生成硫酸、亚硫酸和硝酸、亚硝酸等酸性物质，最终成为pH低于5.6的酸性降雨。酸雨，使土壤理化性质改变，营养元素流失，还使土壤中有害元素铝活化，进入土壤溶液，被树木吸收，使森林大面积衰亡。

此外，全球每年流失土壤260亿吨（中国每年流失50亿吨），600万公顷土地沙漠化，每年损失耕地2100万公顷。这些都严重影响大自然的生态平衡。

（6）噪声污染：噪声的物理学定义是，不同频率和强度的无规则的声振动。噪声能使人感到烦恼，使听觉器官受到损伤或产生疲劳，影响人的情绪健康。

噪声污染，包括交通噪声污染、商业噪声污染、建筑噪声污染和家庭噪声污染（例如房屋装修）等。

（7）白色污染：一次性塑料快餐盒、塑料食品袋和垃圾袋等白色的废弃物，每天都在大量使用着，一般中型城市，一天使用一次性塑料快餐盒达30多万个，塑料食品袋和垃圾袋300多万个。这么大量而且很难分解的白色垃圾，给垃圾处理造成很大压力，对环境造成严重污染。

2. 缺氧的生活习惯因素

（1）精神压力过大：现代研究显示，心理因素会影响生理现象。精神压力过大时，耗氧量增加，可以是静止时的2~3倍，如果供给的氧气不足就会造成缺氧，会影响脏腑和器官的正常功能。如果影响了呼吸系统，就会雪上加霜地连累供氧功能，造成严重的健康问题。

（2）不良的饮食偏好和生活习惯：可增加体内吸收有害物质的概率。为了排泄这些有害物质，肝脏和胃的负担加大。这时就需要大量的氧气来中和，身体内的耗氧量增加，造成身体缺氧。而现代生活的特点助长了不良的生活和饮食习惯，更加重了我们的缺氧。主要的不良饮食偏好和生活习惯有：

1）日常生活中我们所食用的各种蔬菜、水果，大部分都是用化学肥料和杀虫剂栽培的，会有不同程度的残留，处理不当的烹调会使有害物质被身体吸收。

2）充斥市场的各种现代化快餐、冷冻食品和加工食品等中的添加剂、防腐剂、合成色素、人工防腐剂、合成调味料、氢离子、乳酸、脂肪等，不知不觉中被身体吸收。

3）饮食不知节制，喜食味重、甜美食物等习惯，都加重了内脏的负担。

4）吸烟、饮酒、食饮不节、起居无常等不良生活习惯，使肺脏吸入氧气、呼出二氧化碳的功能减弱。

（3）工作压力增大：现代的高楼大厦，只重视外表、忽略空间及室内空气回流的设计，造成气流不畅通，长时间留置室内，可加重缺氧。长期在密闭、通风不良的空调房间里工作，氧气的供应自然不足。现代社会高速的生活节奏，高强度的工作压力，都加大了大脑对氧的需求，进而造成身体缺氧，影响人体的正常生理功能。

（4）缺少运动：运动是自然的有氧活动，长期缺少运动，心肺功能会慢慢下降，人体内的氧气吸收会减少，从而造成缺氧。尤其是长期缺少在户外的有氧运动，使体内各个器官、脏腑都未得到充分的锻炼与运动，逐渐减弱了呼吸吐纳的功能。

（5）疾病、外伤和感染：人体生病、外伤和感染时，正常的生理也会受到阻碍，进而使氧气的供应受到影响。

（6）衰老：随着年龄增长，人体功能逐渐老化，吸收氧气的功能也会跟着退化，氧吸收的效率下降，从而造成缺氧现象。

（二）缺氧对身体的危害

1. 免疫系统功能失调　正常情况下，氧越多，免疫系统排毒的功能就越强大。缺氧会使免疫系统排毒的功能减弱，无法排出的毒素就可危害健康、造成疾病。

2. 细胞缺氧　细胞缺氧使组织和细胞的"氧合"作用不够，组织不能发挥正常功能，造成抵抗力下降，容易被病理因子侵袭，以致发生退化性疾病，甚至癌症。

3. 细胞生理用氧量减少　正常细胞氧的生理用量减少，会造成慢性疼痛。

4. 大脑缺氧　脑是人体的"司令部"，脑细胞缺少氧的生理用量，会使全身各器官和系统的功能全面下降，严重影响健康，进而引发疾病。

（三）缺氧的表现

1. 不同缺氧程度的表现

（1）轻度缺氧：头晕、头痛、耳鸣、眼花、四肢软弱无力。

（2）中度缺氧：免疫力下降、易感冒、运动耐力下降、恶心、呕吐、心慌、气短、呼吸急促、心跳快速却无力。

（3）重度缺氧：意识模糊，全身皮肤、嘴唇、指甲青紫，血压下降、瞳孔散大、昏迷，甚至呼吸困难，心跳停止，缺氧窒息而死亡。

2. 慢性缺氧时身体出现的反应　当没有足够的氧进入血液，细胞和各个器官得不到充足的氧供给，就会使身体陷入缺氧状态。日常生活中，一般慢性缺氧时，我们的身体将会出现哪些反应呢？

（1）失眠：失眠是很普遍的现象，很多大医院中都有专门的睡眠科。一般来说，失眠的发作时长，可分为发作在1个月之内的"急性失眠"，半年之内的"亚急性失眠"和超过半年的"慢性失眠"3类。失眠的特点，可分为躺下睡不着的"缓眠型"，睡着一会儿就醒的"短暂型"，似睡非睡的"抑制型"，以及多梦易醒的"兴奋型"四型。失眠的程度，可分为偶尔发作的"轻度失眠"、经常发作的"中度失眠"和持续发作的"重度失眠"3种。

尽管焦虑、恐惧、忧郁、工作压力大、生活节奏快和作息不规律等，被认为是引起失眠的原因。但是事实上，这些不过是在主要原因基础上的诱发原因而已，失眠还有更重要的生理机制，那就是缺氧。以上6种原因，有一个共同点，就是脑部一直处于"紧张"状态，脑部的活动几乎没有休息时间，过度消耗的结果，就会造成脑部缺氧，进而使大脑的皮质层过度劳累，但又处在一种兴奋–劳累–兴奋不断恶性循环的状态，最后的结果就是"失眠"。

（2）打哈欠：打哈欠是人人都有的生理现象，就像打喷嚏、咳嗽那样。但是，打哈欠是"该深呼吸了"的呼唤，是缺氧的专属表现。

1）睡眠不足性哈欠：睡眠不足时，脑部没有得到充分的休息，就需要更多的氧气供应给脑细胞，这时也会引起不自主的打哈欠，以增加脑部的氧气含量。

2）少动性哈欠：长时间坐着工作、躺着看书身体不活动，呼吸会不知不觉地逐渐缓慢下来，进入肺部的氧气变少了，体内积聚的二氧化碳增多了，氧气不足达到一定程度，身体自然会将信息传到脑部，再通知肺部，以便多吸入氧气、呼出二氧化碳，这就是引发少动性哈欠的原因和过程。

3）空气不流通性哈欠：在空气不流通、人多嘈杂的环境里待的时间长了，空气里的氧气会变稀薄，吸入人体的氧气就会减少、呼出的二氧化碳也会随之减少，之后的生理过程与"少动性哈欠"相同。

（3）头昏：根据测量，脑部需求的血流量占心脏输出量的15%，而耗氧量则为总耗氧量的23%，高出人体平均耗氧量的10倍，尤以大脑皮质和小脑灰质耗氧最多。一般规律是耗氧量越多的组织细胞，对氧的依赖性就越大，对缺氧的反应也就越发敏感。

当脑部的供氧量不足，势必会影响脑部的正常运作，在缺氧较轻微时，脑部的运作会有初步的障碍，思考、记忆等能力也会受到影响，这就是"头昏"。

（4）疲劳："累""好累""累死了"，是我们经常挂在嘴边的词。按一般的认知，"工作过度""运动过度"是造成劳累也就是疲劳最主要的原因。但很多人说"我没工作过度、没运动过度，也没生病，老歇着，怎么也会疲惫不堪、全身没力气呢？"原因何在？

国外专家曾发表过下列看法："缺氧，表示缺少生物能量。这可以造成从轻微疲劳到有生命威胁的各种疾病的可能。缺氧和疾病之间的关联性，现在已经被牢牢地确认了。"

这也证明了，"没有过度劳累，却全身疲劳"不是"无病呻吟"，而是"事出有因"，就是身体，主要是脑部"缺氧"了。前面我们已经强调过，脑是很敏感的器官，没有足够的氧，脑几乎不能运作，加上脑部又不能储存氧，氧的供给情况就很关键了。如果脑部氧的供给量不足，脑部的血管就会膨胀，以此增加血液的流量，但这又会升高脑内压力，进而导致头昏、记忆力减退等疲劳的症状。

（5）过敏：根据调查显示，受过敏困扰的人数有逐年上升的趋势，尤其是年轻一代，皮肤过敏、呼吸道（尤其是鼻子）过敏、胃肠过敏更是屡见不鲜。

过敏的原因不一而足，环境、饮食、遗传是常见原因。但氧研究权威温特·汉力克斯（Wendell Hendricks）博士研究缺氧与过敏的关系时，做出了这样的结论："过敏的真正原因，就是身体里面氧化作用的进行被减退下来，从而引起患者对外来入侵物质（过敏原）产生敏感。只有当氧化作用机转，再回到原有的高效率状态，敏感才能被排除。"

"氧气作用的效率低下"，指的就是"细胞内缺氧，造成正常的氧化作用不足"。而当身体供氧的效率回到正常的数值，那么细胞内的氧化作用也会恢复正常，过敏的现象将会随之消失。

这就给了我们一个重要的提示：当身体出现过敏现象进行检查时，"身体是否有缺氧现象"应该列入检查的项目之一，这样可以更容易地找出过敏的原因；同时，在治疗过敏时，补氧疗法也应该列入治疗方法之一，它的加入可以取得更有效的治疗效果。

（6）胸闷：心脏是人体循环的中枢，它无时无刻不在跳动。要保持不断的跳动，就需要源源不断地供应它充足的氧气。一旦心脏的供氧不足，就会产生心肌缺氧，出现胸部下方类似压着重物的"压抑感"和轻微的胸部憋闷感，在适当休息、到空气流通的环境或做深呼吸后，会有所改善。

（7）精神方面的功能低下：脑组织是人体内最敏感的器官，它的功能完全靠氧的充足供应来完成。

脑组织缺氧后，脑血管就会代偿性扩张，以此来弥补血液量的差额。脑血管的扩张，使脑组织体积增大，脑组织体积增大后，因颅骨不会膨胀而增加容积，就会使颅内压升高，受到来自颅腔内的挤压，因而会出现头晕、头痛、乏力、头闷胀、记忆力减退等现象，以及注意力涣散，判断力、情绪控制、精神控制等功能出现混乱，无法明智、快速地做出决断。与此同时，颅内压升高后，又反过来使脑血流量不足，加重缺氧，形成恶性循环。

（8）疼痛：研究显示，如果细胞缺氧，将会造成细胞缺乏 ATP（三磷酸腺苷）；而细胞缺乏 ATP，不仅会显著改变每一个细胞在血液和细胞周围体液内的钠钾平衡，也会改变和减弱在细胞和血液内的"电场"，这种电场一旦改变，矿物质就开始"流出"到细胞周围，体液和血液会开始所谓的"矿物质沉积"，如沉积在关节就会发生关节炎，沉积在眼睛就会产生白内障，沉积在动脉就会产生动脉硬化，而沉积在肌肉，则会因缺乏 ATP 而引发肌肉痉挛或反应迟缓。同时，在脑缺氧时，肌肉的运动神经控制也会受影响，运动时本来拥有的爆发力，也会随之失常。

（9）皮肤问题：包括雀斑、黄褐斑等皮肤的变化，以及老年斑、黑斑、角质化、皱纹等皮肤老化现象。一般认为，这些皮肤问题与不良饮食习惯、不良作息习惯、体内毒素积聚等因素有关。

据研究表明，缺氧是其中相当重要的原因。由于缺氧，进入到皮肤的氧气量渐渐减少，细胞的新陈代谢功能下降，以致皮肤组织长期处在缺氧状态下而导致肤色黯淡、色素沉着、皮肤粗糙等皮肤变化，以及过早或过重出现皮肤老化。

（10）高血压：除了心血管病变、肾脏疾病等原因造成高血压，以及原因不明的"本态性高血压"外，部分高血压是与缺氧有关的，或可称为"缺氧性高血压"。其机制是：缺氧使身体组织的能量短缺，身体就会产生增加血液供应量的反应，来补足能量的需求，因为能量完全靠血液来运送。这种需求一旦出现，心脏就需要加强推动力，使血流量变大，这自然会造成一时性的高血压。另一种状况是，在空气稀薄的环境中，肺部所得到的氧气不足，心脏就需要加强血液的推动力来增加血管内的含氧量，因而也会造成一时性的高血压。

所以可以这样说，对因为缺氧造成的一时性高血压，补氧绝对有效；对其他原因造成的高血压，补氧也有辅助的治疗效果。

（11）水肿：从生理机制上来看，缺氧与水肿是互相影响的。也就是说，缺氧会造成水肿，而水肿又反过来会加剧缺氧，二者互为因果，形成恶性循环。

细胞在缺氧时，会造成细胞的电解质不平衡。在细胞内的钠离子增加后，会使较多的水分进入细胞内，从而造成细胞水肿。而细胞水肿后，又会压迫它周围的微血管，造成微血管的循环不良，进一步造成缺氧。

在这种情况下，一般的治疗方法是给予高压氧，先让微血管的带氧量增加，解决电解质不平衡的问题。待电解质平衡后，细胞内的过多水分就会重新回到血管内，进而解除细胞水肿问题。

（四）缺氧的自我评估

1. 身体

（1）晚上睡不好或失眠。

（2）晨起后，不仅不感觉身心舒适，反而觉得精神差，疲乏没有休息过来，还是有没睡够的感觉。

（3）脸色不好，整天感觉疲惫、全身无力。

（4）便秘或便溏。

（5）腰部酸痛或不适。

（6）手指颤抖。

2. 精神

（1）记忆力变差，提笔忘字、丢三落四。

（2）工作效率下降，做起事来总是心有余而力不足。

（3）反应变慢，思维不灵活，觉得脑子昏昏沉沉。

（4）注意力不集中，经常答非所问，想不起来刚想说的话。

（5）情绪不稳定，喜怒无常，易生气、烦躁、失落。

（6）经常出现无名恐惧、惊慌失措，甚至"濒死感"。

3. 变化

（1）食欲变差或突然爱吃甜食、肉类。

（2）容易口腔溃烂、喉咙发炎，牙龈容易出血。

（3）容易感冒、发烧、过敏、抽筋及肌肉痉挛。

（4）容易被蚊虫叮咬，容易感染皮肤病。

（5）容易头痒、头皮屑多。

（6）伤口不易愈合。

4. 检测评估

（1）符合以上1~4项，表示身体内含氧量有不足的现象，为轻度缺氧。

（2）符合以上5~9项，表示身体内含氧量有较明显不足的现象，为中度缺氧。

（3）达到或超过以上10项，表示身体内含氧量有明显不足的现象，为重度缺氧。

（五）缺氧的自我检测

缺氧的自我检测，包括自我感觉和参考血氧饱和度检测值两个方面。

1. 自我感觉

（1）在大商场、地铁等空气污浊的地方，感到胸闷、气短、心烦意乱。

（2）不爱运动，一运动就感觉腰酸背疼。

（3）平时休息也感到胸闷气短、心慌，活动时更加严重。

（4）慢跑一小段或上楼梯两层以上，就感觉胸闷、喘气、急促。

（5）已有一段时间出现口臭、胃肠功能不好、食欲不振。

（6）经常便秘。

（7）心脏常感不舒服，有时忽然一阵心慌。

（8）皮肤干燥，没有光泽。

（9）记忆力减退，时常忘了东西放在哪儿，经常见到一个老朋友突然想不起对方的名字。

（10）精神倦怠、乏力，常常提不起精神。

（11）注意力不能集中，老爱走神。

（12）睡眠不好，不易入睡、多梦、易醒或醒后难再入睡。

（13）长时间蹲下站起来时，眼前发黑。

（14）劳累后出现耳鸣、眼花。

（15）常爱打哈欠，常出现手脚冰凉。

（16）心情紧张，头皮屑增多。

（17）常常无原因地出冷汗。

（18）感到自己的视力下降。

（19）血压、血脂高于正常值。医生已诊断患有动脉硬化、冠心病。

（20）已患多年气管炎、哮喘等呼吸道疾病。

（21）早上睡醒时，总感到腰酸背疼，活动后稍有好转。

2. 参考血氧饱和度检测值　血氧饱和度检测，是检查身体内含氧状况的常用方法，检测的结果可以显示人体缺氧的程度。但是，由于人的体质、年龄和遗传因素不同，同样程度缺氧，检测的结果却可能相差甚远。为此，在缺氧自测和缺氧自我评估的基础上，参考血氧饱和度检测的结果，综合进行判断。

第二节　雾霾的防护

一、认识雾霾

自2013年12月以来，雾霾天气已经波及25个省份100多个大中型城市，全国上下很多地方都在经历这场"环境危机"。

（一）雾霾是什么

雾霾是雾和霾的统称，但是雾和霾有着不同的意思。

雾是由大量悬浮在近地面空气中的微小水滴或冰晶组成的气溶胶系统，多出现于秋冬季节，是近地面层空气中水汽凝结的产物。

霾也称灰霾（烟霞），是悬浮在大气中的大量微小尘粒、烟粒或盐粒的集合体，使空气浑浊、水平能见度降低到10km以下的一种天气现象。

（二）雾霾天气的形成原因

近两年来，国内雾霾频发。雾霾作为一种自然现象，其形成主要有以下几种因素。

1. 冷空气势力弱，易出现大雾　近地面相对湿度比较大，风力比较小，夜间的辐射降温幅度也比较大，容易使得空气达到饱和凝结，易造成污染物在近地面层积聚，从而导致雾霾天气多发。

2. 污染物排放量大是造成雾霾天气的根本原因　污染物排放和城市悬浮物大量增加，直接导致了能见度降低，使得整个城市看起来灰蒙蒙一片。污染物包括二氧化硫、二氧化氮、一氧化碳、可吸入颗粒物、臭氧等。其中汽车尾气、燃煤排放是主要污染源。特别是在北方冬季取暖期间更易出现雾霾天气。

3. 水平方向静风现象　随着城市建设的迅速发展，大楼越建越高，增大了地面摩擦系数，使风流经城区时明显减弱，静风现象增多，不利于大气污染物向城区外围扩散稀释，并容易在城区内积累高浓度污染。

4. 垂直方向的逆温现象　逆温层好比一个锅盖，覆盖在城市上空，使城市上空出现高空比低空气温更高的逆温现象，从而导致污染物的停留，而不能及时排放出去。

（三）雾霾天气的危害

雾或霾是一种灾害性天气，对公路、铁路、航空、航运、供电系统、农作物生长等均产生重要影响。

雾或霾会造成空气质量下降，影响生态环境，给人体健康带来较大危害。颗粒物PM2.5和PM10为连续雾霾过程影响空气质量最显著的主要污染物。雾霾天气的主要控制指标为PM2.5，微粒的直径越小，对健康危害越大。

在雾霾天气下，患有哮喘、慢性支气管炎、慢性阻塞性肺疾病等呼吸系统疾病的人群易造成肺部感染，引起气短、胸闷、喘憋等不适，出现急性加重反应。雾霾天气对心脑血管疾病等慢性病患者更是有较大的破坏力，如会增加心脏病患者的心脏负担，诱发脑梗死等。颗粒吸入量不断增多，进而损害到肺部，损伤呼吸系统及其他系统。糖尿病患者因自身抵抗力较弱，更易患感冒。

首都医科大学附属北京世纪坛医院呼吸内科专家表示，细颗粒物PM2.5等空气污染物是呼吸道和心血管疾病的重要风险因子。霾的组成成分非常复杂，其中包括数百种大气化学颗粒物质，含有较高浓度的PM2.5、PM10、二氧化硫、二氧化氮等主要污染物。这些附着诸多微生物、细菌、病毒的可吸入颗粒物进入人体呼吸道后，首先会刺激和破坏人体的气管黏膜。人体的气管黏膜主要有两种作用：一是杀灭有害病毒和细菌，抵抗它们进入肺部组织；二是把有毒有害的物质排出体外，随着这种颗粒物吸入量的增多，保护人体第一道关卡的气管黏膜遭到破坏后，这些颗粒物将进而损伤肺部，导致人体呼吸系统及其他系统出现疾病。在这种情况下，原本身体健康的人群可能会出现咳嗽、气管炎等疾病。雾霾天气可使病情急性发作或急性加重，如果长期处在这种环境下，还会诱发肺癌。

北京大学的环境与健康研究团队在国际权威期刊发表的研究结果显示，空气污染首先诱发呼吸道局部氧化应激和炎症，进而导致全身性炎症和氧化性损伤。此外，研究结果还显示，大气细颗粒物及气态污染物暴露后数小时内，污染物浓度增加与交感/副交感神经功能的降低和血压的升高具有显著关联。

除此之外，雾霾天气还会对免疫系统、儿童生长、心脏和情绪造成负面影响。

免疫系统：紫外线减弱，传染病易高发。如果说雾霾天对呼吸系统疾病、心脑血管疾病的影响较为直观，那么雾霾对免疫系统的伤害，则是"慢性发作"。雾霾天气可导致近地层紫外线减弱，使空气中的病原微生物聚集并且活性增强，使传染病发病增多。流感是主要的呼吸道传染病。

儿童生长：影响孩子钙吸收，使生长减缓。更令人吃惊的是，由于雾霾含有高浓度的细颗粒污染物，可能会影响胚胎的发育。此外，由于雾霾天日照减少，会导致儿童紫外线照射不足、体内维生素D生成不足，进而影响对钙的吸收。严重的还会引起婴儿佝偻病、儿童生长减缓。

心脏：霾中的潮气加重心脏负荷。除了对呼吸系统影响大，雾霾天还是心脏杀手。雾霾天中的颗粒污染物不仅会引发心肌梗死，还会造成心肌缺血或损伤。因其可阻碍正常的血液循环，所以还极易导致心血管病、高血压、冠心病、脑出血，可能诱发心绞痛、心肌梗死、心力衰竭等。雾霾笼罩时气压较低，空气中的含氧量有所下降，人易感到胸闷，容易诱发心血管疾病的急性发作。潮湿寒冷的雾和霾，还会造成冷刺激，导致血管痉挛、血压波动、心脏负荷加重等。同时，雾霾中的一些病原体还会导致头痛。有研究表明，空气中污染物加重时，心血管病人的死亡率会增高。

情绪：雾霾天易诱发情绪失控。阴沉的雾霾天，由于光线较弱及低气压，容易让人产生精神懒散、情绪低落及悲观情绪，当遇到不顺心的事情时会加重这种烦闷情绪。

二、中医看雾霾

近两年患呼吸道疾病的人越来越多，而且年龄呈现年轻化趋势，更有一些患者首次体检时就到了很严重的程度，国民健康整体形势堪忧，越来越多的人开始关注中医养生保健这一中华民族的文化瑰宝。

《黄帝内经》作为中医学的理论思想基础及精髓，在中华民族近两千年繁衍生息的漫漫历史长河中，指导着我们先辈的生活。《黄帝内经》中讲："正气存内，邪不可干，邪之所凑，其气必虚。"是说人体内"正气"（自然恢复力）正常，"邪气"（致病因素）就不能侵袭身体；如果"邪气"侵袭了身体，那一定是体内的"正气"虚弱了。中医认为，疾病的发生与正气的虚弱有着密切的关系，扶正不能忽视祛邪，因为祛邪能消除致病因素，故前人有"正足邪自去""邪去正自安"之说。

（一）雾霾——伤身之邪气

自然环境之气，有天气即空气（清气）、地气（居住条件及饮食物质）及风、寒、暑、湿、燥、火（热）六种气候之气，称"六气"（满足人们四季生活的外界环境需要）。人生活在自然环境之中，天气、地气、六气是人类赖以生存和生长发育，维持生命活动的必要条件。天气、地气的不足，或六气异常将成为致病因素，引起疾病发生。人体之气，不外乎生理之气与病理之气，亦即正气与邪气。

《景岳全书》曰："瘴气惟染劳役伤饥之人者也。"又曰："凡劳役伤饥之人，皆内伤不足者也，所谓邪气伤虚不伤实，同一理也。"是说受污染大气侵袭的多是体力劳动、生活水平低下的人，原因是他们"正气"不足。这符合"邪气"多侵袭体虚的人，少或不侵袭体强的人的道理。由上我们可以看出，今天的雾霾类似于中医所说的瘴气，就是对人体有伤的"邪气"之一，而且这个"邪气"最近不断地侵袭我们，并且将在未来很长一段时间对我们的身体健康产生影响。

（二）正气——身体的卫士

什么是正气呢？正气是人体正常功能及所产生的各种维护健康的能力，与自然恢复力、免疫力的概念类似。元气（真气）与后天水谷精气和清气（氧气）结合形成"正气"，具有抵御外邪侵犯，维持身体健康的功能。《医权初稿》指出："人之生死，全赖于气。气聚则生，气壮则康，气衰则弱，气散则死。"正气遍布全身，包括脏腑经络、四肢百骸，无处不到，因其所在部位、功能不同，而气名各异，如宗气、营气、卫气、经脉（络）之气、脏腑之气，等等。

正气是指人体的脏腑、经络、气血的功能和抗病、康复的能力，脏腑、经络、气血的功能决定着抗病和康复的能力。因此保健养生也就是要想办法增强脏腑、经络、气血的功能，而其关键就是养"正气"，因气能推动脏腑的功能活动，还能推动血行，并转化为血，经络又是运行气血的通道。

既然正气和邪气是决定我们身体能否健康的两大因素，那么在日常生活中自然要多培养正气，避开邪气。

在一般情况下，人体正气旺盛，足以抗御邪气的入侵，即使受到邪气侵犯，也能消除其不良影响，因此不会发生疾病。当正气不足，即正气相对虚损或已经虚损，或正气因故而一时虚损，未及时恢复，则无力抗御邪气，不能及时消除邪气对人体的不利影响，处于正虚邪盛力量对比的情况下，则容易发生疾病。

对于外感疾病而言，正气的抗御邪气和消除邪气对人体的不利影响主要体现在肺卫功能，包括皮肤的屏障作用和五官清窍御邪的作用两方面。五窍中主要指鼻窍，因为"肺开窍于鼻"。皮肤能担当抗邪作用必须厚而致密，如《素问·生气通天论》所说"肉腠闭拒，虽有大风苛毒，弗之能害"，是说皮肤厚而致密，纵然有强大的外邪，身体也不会受到侵害。人体卫气行于脉外，遍布周身，充于腠理，盛于肌肤，以固肌表，以护百骸，起着极其重要的抗邪作用。《灵枢·本藏》也说："卫气者，所以温分肉、充皮肤、肥腠理，司开合者也。"是说卫气可以渗泄体液、流通气血，有抵御外邪的功能。

肺通过鼻窍吸入天地间清气，以构成人体正气的一部分，从而维持正常的人体生理活动。鼻窍不但具有阻挡灰尘的天然屏障作用，而且能够温暖、湿润所吸入的清气。肺为娇脏，最易为邪所扰。而经此预处理之气，与肺脏所处内环境相应，则不致刺激气道、肺脏。同时，卫气布于鼻窍，鼻腔黏膜亦具有抗病驱邪能力。若鼻窍失其司守，或外环境过于寒凉，使清气不能充分被鼻窍预处理，则清气亦成致病邪气，刺激气道，伤害娇脏，而病成矣。

三、如何防范雾霾

（一）扶"正气"——养生保健的秘笈

有效地扶"正气"，我们可以从两方面入手：一方面增加"正气"的生成；另一方面，减少"正气"的消耗，做到"饮食、起居、运动、情志"的四合理。

正气的生成与来源主要有3个方面：一是来源于先天而藏之于肾的先天元气；二是来源于后天饮食由脾胃所化生的水谷精气；三是通过肺的呼吸所吸入的自然界之清气（氧气）。

在这里我们着重看第三个方面，即肺的呼吸所吸入的自然界之清气（氧气），这是雾霾天气对有效"扶正"影响最大的一方面。肺的呼吸功能决定着人体的气体交换能力，中医认为肺为气体交换的场所，可吸入自然界的清气，呼出体内的浊气。因此锻炼肺，保养肺的呼吸功能，在空气污染日益严重的现代，对保健养生有着非常重要的意义。调节呼吸增清气（氧气）也要从两方面入手：一是要常到空气清新之处呼吸新鲜空气，能长期居住此地更好；二是锻炼增强肺的呼吸功能，增强气体交换的能力。

空气清新之地已离我们渐渐远去，伴随我们生活的是雾霾天气，我们该如何增加氧气来补充"正气"呢？以往在家中，我们可以开窗，加强室内外空气的流动，补充室内消耗的氧气，排出室内的浊气。但现在我们还敢这么做吗？

1. 雾霾天开窗，室内PM2.5会升高。有研究发现，雾霾天或空气质量不好的天气里只要开窗，室内PM2.5就会跟着上升。

2. 雾霾天不开窗，如何补氧？我们冬天为什么开窗，就是因为人要呼吸新鲜空气，而现在的门窗都做得非常严密，不透气了，出于换气的要求，我们需要开窗，把室外的氧气引进来。然而，雾霾天气下的室外空气污染物超标，已经不是原来我们所说的新鲜空气了。仅仅靠空气净化器来净化室内的空气又会出现新的问题，因为长期不从室外引入新鲜空气，室内的二氧化碳浓度就会慢慢超标。比如在一个大会议室，人很多的话，一开始精神还好，时间一长，人人都会觉得昏昏欲睡了，这就是因为缺氧。

针对关闭门窗后室内氧气缺乏的情况，我们可以借鉴国际上非常流行的建造"氧吧"的做法。所谓氧吧，即是装有"氧生仪""制氧机"等输氧装置，专供人吸氧气的场所。氧吧可以有效提高局部环境的氧气含量，即使在关闭门窗的情况下，我们也可以获取到充足的氧气，帮助身体生成"正气"。将"氧吧"应用到家庭当中，既可以避免室外PM2.5，做到"祛邪"，又可以有效"扶正"，可以说是应对雾霾天气非常理想的方法之一。

"氧吧"打造的富氧环境，还可以针对有需要的人群进行夜间补氧。雾霾天气下关闭窗户，与我们夜间关闭门窗的环境相似，都会造成室内环境氧气不足，不仅有碍于大脑的正常运转，还会影响身体功能的正常修复。

（二）祛"邪气"——雾霾天户外活动的防护

面对雾霾这种邪气，我们要采取各种防护措施远离，尽量避免其给人们的正常生活和健康带来危害。

1. 减少外出 注意收听天气预报，及时根据天气情况调整出行计划。抵抗力弱的老人、儿童以及患有呼吸系统疾病的易感人群应尽量减少出门，或减少户外活动，外出戴口罩和帽子防护身体，防止污染物由鼻、口侵入肺部，外出归来后，应立即清洗面部、鼻腔、口腔及裸露肌肤。

2. 减少户外锻炼　雾霾天气气压低，能见度低，空气中悬浮着大量尘埃等有毒颗粒，应尽量避免户外锻炼，以免诱发慢性病的发作或加重病情。中度和重度雾霾天气易对人体呼吸循环系统造成刺激，尤其是在早晨空气质量较差的时候。

通常来说，若无冷空气活动或不是雨雪、大风等天气，锻炼的时间最好选择上午到傍晚前的空气质量好、能见度高的时段进行，地点以树多草多的地方为好，雾霾天气时应适度减少运动量与运动强度。

3. 关闭门窗　由于雾霾天气时空气中的污染物难以消散，在大雾天气应紧闭门窗，避免室外雾气进入室内，污染室内空气，减少急性呼吸道和心血管疾病的发生，通风应选择中午太阳出来，雾霾较轻的时候。

4. 行车走路倍加小心　中等和重度雾霾天气下，能见度较低，视线差，驾车、骑车和步行的人们都应多加小心，特别是通过交叉路口和无人看管的铁道口时，要减速慢行，遵守交通规则，避免发生交通事故。

第三节　如 何 补 氧

一、增加空气中氧气含量

空气中，氮气占78%，氧气占21%，稀有气体占0.94%，二氧化碳占0.03%，水和杂质占0.03%。

一般来说，由于生物圈的稳定性和自动调节，空气中各种气体的含量都是固定不变的。但是，也可以在小范围内浮动。如果想增加空气中氧气的含量，最有效的办法就是多植树，减少森林砍伐，减少燃烧和爱护水资源。

二、减少空气中的污染物

在增加氧气幅度有限的前提下，另辟蹊径以减少空气中杂质污染物的含量，不失为另类的开源。主要方法有：

1. 改革能源结构，采用无污染能源（如太阳能、风力、水力等）和低污染能源（如天然气、沼气、酒精等）。

2. 对燃料进行预处理（如燃料脱硫、煤的液化和气化等）。

3. 改进燃烧装置和燃烧技术，提高燃烧效率和降低有害气体的排放。

4. 及时清理和妥善处理工业、生活和建筑废渣，减少地面扬尘。

5. 加强企业管理，减少事故性排放和逸散。

6. 少或不燃放烟花爆竹。烟花爆竹燃放产生的环境污染，涉及从生产、燃放到垃圾处理的多个阶段。首先，烟花爆竹用纸多为低劣纸张，多取材于作物秸秆，一般由小造纸厂生产，大量排污，严重污染河道、破坏生态。其次，燃放烟花爆竹也会造成空气污染，破坏大气质量，危害健康。据了解，燃放烟花爆竹会产生二氧化硫、二氧化氮等气体，这些有毒、有害、无形的气体，是危害人体健康的无形杀手。当硝烟弥漫时，这些气体对呼吸系统、神经系统有一定的损害作用，对眼睛也有刺激作用，有的则会对一些慢性疾病的发生或发展起到推波助澜的作用。最后，烟花爆竹燃放之后产生的大量鞭炮垃圾，一般都是由环卫工人清扫装进垃圾桶，随后各区环卫清洁公司的转运车送到中转站，将它们送到垃圾处理厂进行填埋，还有一部分会进行焚烧处理，这些都会导致二次污染。

三、适当控制氧自由基

人体组织只有在氧化作用下才能完成新陈代谢。但是，在氧化过程中，会有2%~3%的氧气变成"氧自由基"。健康人身体里都有适量的"氧自由基"存在。当细菌、病毒等侵袭人体时，"氧自由基"就会挺身而出与之"搏斗"并杀死它们，从这个意义上来说，"氧自由基"是在关键时刻保护人体健康的卫士。

但是，如果体内"氧自由基"的含量过高，它就会反过来攻击自己的身体，变成损害人体健康的杀手。

医学科学家的研究证实，恶性肿瘤、脑血管疾病、心血管疾病、糖尿病、慢性肝病、肝硬化、肾病、高血压等的发生和发展，均与体内"氧自由基"的含量过高有关。

我们需要适量的"氧自由基"存在，同时也要抑制过多的"氧自由基"生成。为此，人体就需要适当补充一些矿物质，用来生成多种"抗氧化酶"，以资对抗"氧自由基"。需要注意的是，人体需要这些物质的量并不多，适当补充即可，切勿过量，以免事与愿违。含有所需矿物质的食物，主要是动物肝脏、肉类、鱼虾、海产、蛋类、坚果类、黄豆、花生、葱、蒜、洋葱等。

此外，许多果蔬中都富含抗氧化的成分，经常摄入可以有效地抑制过多"氧自由基"的生成。这些果蔬是苹果、西瓜、樱桃、李子、番石榴、猕猴桃、葡萄柚、西蓝花、花椰菜、青花菜、大白菜、圆白菜、番茄、青椒、胡萝卜、葱等。此外，红酒、绿茶、葵花籽油、黄豆油、杏仁等，也有抑制过多"氧自由基"的作用。

除了通过饮食来控制"氧自由基"外，也可以借助一些仪器。传统制氧机采用鼻管式端口，直接插入鼻腔供氧，不是自然呼吸模式，也难以准确控制给氧量，容易造成氧自由基含量过高。而现代氧生仪采用弥散式端口，先扩散到空间再由鼻腔吸入，是自然呼吸模式，可以准确控制给氧量，没有造成氧自由基含量过高之虞。

四、补氧的方法

补氧要趁早，正如中医经典《黄帝内经》中所说："病已成而后药之，乱已成而后治之，譬犹渴而穿井，斗而铸锥，不亦晚乎。"同样道理，等到缺氧得了病，再去补氧，不也就像渴了才凿井、战乱发生了才铸造兵器那样，为时已晚了吗？所以，补氧要未雨绸缪及早动手。

补氧的方法，有增加空气中氧含量（使用"氧生仪器"）和增加吸入的氧气（膳食补氧、生活补氧、运动补氧、按压补氧和针对缺氧症状的补氧）两个方面。在增加空气中氧气含量有限的状况下，前者显然更加直接和重要，广泛适用于家庭住宅和办公场所使用。

（一）外源补氧

空气中氧含量越高，正常呼吸时吸入的氧气就多，通过增加空气中的含氧量补氧可以说是事半功倍。以往的氧生仪器分为制氧器械和有氧健身器材两种，前者更加直接和有效；现代的氧生仪器更加多元，强调一种体验性，为越来越多的人所认知。

1. 以往的氧生仪器

（1）制氧器械：制氧器械一般分为医用和家用两种，医用用于医院治疗和抢救；平时生活用的补氧，都使用后者。

家用制氧器械，以前多是便携式、局部、小面积使用的，有很大的局限性。近年来，研制出固定式、全部、大面积使用的氧生仪，显示了很大的优越性。统计数据表明，使用氧生仪的室内，氧含量大幅提高。使用者不但提升了健康水平，还使许多呼吸系统和其他系统疾患的症状得到不同程度的改善。

（2）有氧健身器材：健身器分为有氧健身器和无氧健身器（也称力量健身器）两种。有氧健身器，对增加氧的吸入和体内氧的利用都有很好的效果。常用的有氧器械有：跑步机、登山机、固定自行车、划船器和椭圆仪。其中，椭圆仪是常用的心、肺功能运动训练器械，其运动形态类似越野滑雪，将行走、登台阶、蹬自行车和滑雪等多种运动方式结合到一起，更加适用于补氧和增加肺活量。

2. 现代的氧生仪器　随着科技的发展和社会进步，氧生仪器使用的思路，由针对单一个体提升到群体，"氧吧""氧亭""吸氧站""氧吧办公室""家庭氧吧""氧吧卧室"等氧疗保健方式相继出现，而且方兴未艾，大有成为时尚的趋势。

氧疗保健，在20世纪80年代起源于西欧，逐渐在欧洲和北美流行，如今在发达国家已经非常盛行。所谓氧吧，即是装有输氧装置专供人们吸氧气的场所。氧吧可以有效地提高局部环境的氧气含量，在局部富氧的环境里，我们可以呼吸到充足的新鲜氧气，从而达到提高免疫力、促进排毒、消除疲劳、增加能量、恢复体力，促进新陈代谢、改善血液循环的效果。

在中国，随着现代养生观念的不断深入，人们也越来越重视氧吧所带来的益处。据央视中文国际频道报道，国内近几年也开始出现氧吧办公室。该氧吧办公室借助能有效提高局部氧气浓度的氧生仪器，提高局部办公区域的氧气含量，补充工作时所消耗的氧气，缓解疲劳，大大提高了工作效率。同时，长期温和、适量地补充氧气，员工的身体素质得到提高，感冒现象也会明显降低。一些特殊群体，如孕妇、学生、运动员和重脑力劳动者也会到氧吧中补氧，补充身体所需氧气，恢复体力。普通人补氧之后，也会大大提高身体免疫力，改善睡眠，强身健体。

由此可见，氧吧的作用不容轻视。在氧吧环境中，由于局部氧气含量充足，人们可以毫无压力地休息，加上有高纯度氧气的供应，让工作所积累的压力以及身体所产生的废物等都可以有效地消除。补氧之后，我们又可以充满活力地回到生活和工作中，充分展现自己的人生活力。

到氧吧补补氧或者在自家的"家庭氧吧"看电视、在"氧卧室"睡觉，在不久的将来，不但是现代文明大都市不可缺少的景色，而且将会是一道亮丽的风景线。它并非刺激人的欲望而存在，而是会实实在在地提高人体免疫力，增强人体正能量，为养生保健作出重大贡献。

（二）自身补氧

自身补氧是指通过各种方法，提高身体素质，进而提高机体自身的携氧能力和抗缺氧能力，包括膳食补氧、生活补氧、运动补氧、按压补氧和针对缺氧症状的补氧等几个方面。

1. 膳食补氧　含有丰富蛋白质、脂肪、糖类、维生素A、维生素E和矿物质钙、磷、铁等的食物；干果类，如腰果、胡桃；芽菜类，如苜蓿芽、豆芽以及菇类等。

2. 生活补氧

（1）雾霾天气尽量少出门，尤其是老年人：在雾霾严重的天气，尽量待在家中或者办公室内，至少在这样相对封闭的环境里，空气质量还是比较可靠的。如果非要出门，应该避开交通拥挤的路段，这样可以避免吸入更多机动车尾气中的化学污染物。另外，大家还要有环保意识，多坐公共交通工具，这样就可以少排放汽车尾气。

（2）少吸烟，尽量不吸烟。

（3）适时开窗户，勤打扫室内卫生：在雾霾天气，尽量不要开窗。如果确实需要开窗透气的话，应尽量避开早、晚雾霾高峰时段，可以将窗户打开一条缝隙通风，时间每次以半小时至一小时为宜。同时，一定要经常打扫卫生，及时用湿抹布除去落在室内物品表面的灰尘，再用流动水冲洗，切勿用鸡毛掸子拂掸，以免造成尘土飞扬，更有害健康。

（4）注意个人卫生：包括鼻腔、头面、口腔、双手等局部的清洗，以及全身的洗澡等，及时去除随身体携带的有害残留物。

（5）雾霾天气时，要养成随身携带、出门戴上口罩的习惯：普通口罩对于2.5μm的空气颗粒基本起不到什么作用，要阻挡PM2.5，就需要选择医用型口罩，在PM2.5严重超标的天气，能起到一定效果。口罩佩戴不宜时间过长，一旦有胸闷、气短甚至呼吸困难之类的情况，需要及时取下，并查看原因。另外，口罩佩戴一次，就用流动水清洗一次，切忌反复使用；正反面不易区别的口罩，注意不要戴反。

特别需要强调的是，劣质口罩的危害甚于雾霾。随着民众对防治雾霾的重视程度不断提高，PM2.5口罩开始走俏。虽然正规的PM2.5口罩能够有效地保护民众的呼吸健康，但市场频频出现仿冒品牌以假乱真的现象，导致PM2.5口罩的防护能力参差不齐，备受消费者质疑。专家表示，民众长期佩戴劣质口罩，不仅容易贻误抵御雾霾的最好时机，而且对呼吸健康也会产生威胁。"高仿"产的劣质口罩虽然在一定程度上能够抵御粉尘进入呼吸系统，但是一般具有刺激性气味，其所带有的挥发性化学气体对人体会产生危害；而且劣质口罩通常不具备抗菌性能，佩戴过久容易形成天然的细菌"培养皿"，是巨大的健康隐患，劣质口罩带来的二次污染比雾霾本身对健康造成的危害更大。

（6）要养成持之以恒锻炼身体的好习惯，好的身体素质可以提高自身抗病能力，起到中医所倡导的"扶正祛邪"的积极作用。现代社会生活压力很大，很多人都会出现"亚健康"状态，对生活、工作和身体带来很多负面影响，所以一定要多做运动，塑造一个清爽、健康、向上的自我。

（7）改善室内空气质量：在自己的家中或者办公室内，多种些绿色植物，可以吸附有害物质，在阳光照射下还能通过"光合作用"产生氧气，既可以陶冶性情，又可以改善室内空气质量。此外，可根据条件，在自己家中或办公室，配置增加氧气的"氧生仪器"，以及净化空气的"空气净化器"等，来改善空气质量。既可以增加空气中氧的含量，又可以减少空气中污染物的比例。

3. 运动补氧

（1）健走：健走作为一项有效的心肺训练，近年来逐渐受到人们的青睐。每周三次30分钟以上的普通步行，可以使大脑的学习能力、注意力和抽象推理能力提高15%左右。

与普通行走相比，健走具有独特的作用。因为手持一副健走手杖，手脚并用、四肢协调，活跃了脑细胞，促进了脑细胞的新生，使心率提高30%左右，大脑获氧增加5%左右，非常有效地"开源"了氧气的吸入。

（2）舞蹈：中国在很早以前就出现了舞蹈的形式，并说"咏歌之不足，不知手之舞之，足之蹈之也"，意思是说当歌咏都表达不了内心的激动时，就要手舞足蹈地跳舞了。可见，舞蹈是表现人们最激动的情感的产物。

随着社会的发展，现在舞蹈已分成古典舞、民族民间舞、现代舞、当代舞、芭蕾舞和街舞等多种形式。其中，在街舞中有一种有氧舞蹈，是配合音乐有节奏地舞动，因为它消耗能量较多，可以起到强身健体、增加肺活量、通畅呼吸、减肥等作用，深受人们喜爱。

虽然音乐舞蹈有利于增加氧的吸入量，但在极端雾霾天气和早晚雾霾高峰时段，要停止或避开，以免得不偿失。

（3）瑜伽：瑜伽这个词，源自印度梵文，其含意为"一致""结合""和谐"。瑜伽运用古老而易于掌握的技巧，改善人们生理、心理、情感和精神方面的能力，是一种达到身体、心灵与精神和谐统一的运动方式。

练习瑜伽，有非常多的益处，尤其是调节身心系统、加速新陈代谢、去除体内废物、改善血液循环、促进内分泌平衡，都对氧的吸入和使用有很大帮助。

正统的瑜伽，在重视肢体动作的同时，更强调呼吸吐纳的重要性，说"呼吸健康，身体就健康"，称呼吸吐纳是瑜伽的灵魂。这正是瑜伽对人体补氧和提升用氧能力最重要的作用。年老或体弱的人，尽管达不到规范要求的动作，但只要做到了规范的呼吸吐纳，同样有很好的效果。

（4）养生功法：传统的养生功法很多，如"易筋经""五禽戏""八段锦""太极拳"等。虽然都是好功法，但重要的是"和于术数"，就是选择根据自身健康状况最适宜的几种方法。

（5）其他有氧运动：如骑自行车、打乒乓球和广播体操等，都对补氧、用氧有很大的帮助。

4. 按压补氧

通过手法按压，提高人体补氧、用氧功能的方法，称为按压补氧法。

手法按压的力度是1~2kg，根据个人耐受程度而定；按压的时间是，每一个穴位持续按压30秒；按压的时段，最好是清晨，因为按中医"子午流注"规律，那正是手太阴肺经和与之表里的手阳明大肠经当值的时间，是时按压效果最佳。

常用按压的穴位如下（图4-1、图4-2）：

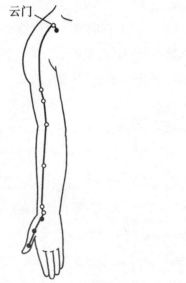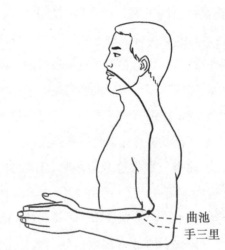

图4-1　云门、曲池、手三里

云门：在肩前方肌肉沟中触到的骨头处。或两手叉腰正立，锁骨外侧下缘的三角窝处即是。

曲池：屈肘成直角，当肘横纹外端与肱骨外上髁连线的中点。或完全屈肘时，肘横纹外端处。

手三里：在阳溪与曲池穴连线上，曲池穴下2寸。

风池：颈项部，胸锁乳突肌与斜方肌之间凹陷中，平风府穴处。

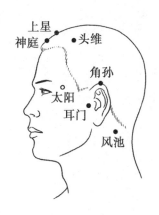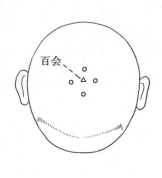

图4-2 风池、百会、神庭、上星、太阳、头维、角孙、耳门

百会：后线正中与两耳尖连线交点。

神庭：在头部，前发际正中直上0.5寸。

上星：前发际正中直上1寸。

太阳：眉梢与目外眦之间向后约1寸处。

头维：在头部，额角发际直上0.5寸，头正中线旁4.5寸。

角孙：在头部，耳尖正对发际处。

耳门：在耳区，耳屏上切迹与下颌骨髁突之间的凹陷中。

5. 针对缺氧表现的补氧　缺氧以后会出现很多表现，其中最令人烦恼的是疲劳、睡眠障碍、水肿、面部问题、精神方面功能低下、过敏、缺氧性血压异常和脑缺氧综合征，我们应该及早认真对待。

（1）疲劳：短时间的疲劳，人人累了都会有，不足为奇。但是疲劳状态超过6个月都不缓解，就不是正常的生理问题，医学上叫做"疲劳综合征"。目前，这种病还找不到确切的病因，但可以肯定与缺氧所致的免疫系统功能低下密切相关。调整疲劳状态的方法如下：

1）适度运动：有助于细胞的供氧量与新陈代谢，对补氧有帮助。

2）充分睡眠：生活起居要有规律，每天最少睡8个小时，并且有适度的午睡。

3）腹式呼吸：可改善血液循环，增加氧气的吸入量。同时，还可以舒缓胸闷。方法是：①坐位、仰卧均可，身心放松；②深深吸气，腹部要鼓起来，吸足屏气；③舒缓呼气，腹部要陷下去，呼出要完全；④反复3分钟。

4）穴位按压（图4-3）

三阴交：在小腿内侧，内踝尖上3寸，胫骨内侧面后缘。

大椎：后正中线上，第七颈椎棘突下凹陷中。

气海：在下腹部，前正中线，脐下1.5寸。

阴交：在下腹部，前正中线，脐下1寸。

石门：在下腹部，前正中线，脐下2寸。

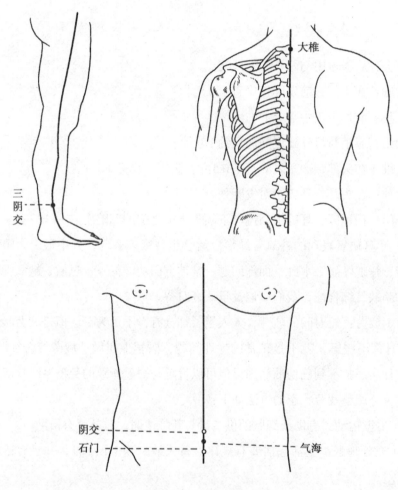

图4-3 三阴交、大椎、气海、阴交、石门

5）抻筋："腰胯回旋式"。①站立位，双手叉腰，双下肢稍分开。②腰胯

顺序向左、向前、向右、向后回旋，连续3圈。③腰胯顺序向右、向前、向左、向后回旋，连续3圈。

6）宜进饮食：五谷杂粮类、坚果类、苦瓜、葡萄、绿茶等。

7）禁忌食物：咖啡、白糖、快餐油炸食物及烟酒。

（2）睡眠障碍：是指无法自主控制自己的睡眠，睡眠质量极差。如想睡时偏偏无法入睡，不想睡时却又昏昏欲睡，睡得不沉，多梦、易醒等。轻度睡眠障碍，与缺氧有关，适宜用以下方法调理。

1）按摩浴足：①睡前一小时开始；②水温以个人感觉舒适为宜，切忌太热；③泡脚前水中加鲜柠檬3片，小鸡蛋大小的鹅卵石一个；④先泡脚，再踩住鹅卵石在足底上按摩，感觉酸胀处多按摩一会儿；⑤10~15分钟即可，不宜过长。

2）饮食：①晚餐要"三不太"，即不要吃得太多、太丰盛和太晚；②晚上要"三禁忌"，即禁烟、酒和咖啡；③睡前要"一小杯"，即喝一小杯热牛奶，目的是让部分脑部的血液回流到胃部，使脑的活动力下降，营造良好的睡眠条件。

3）穴位按揉

风池：颈项部，胸锁乳突肌与斜方肌之间凹陷中，平风府穴处。

神门：在腕部，腕横纹尺侧端，尺侧腕屈肌腱的桡侧凹陷处（图4-4）。

三阴交：在小腿内侧，内踝尖上3寸，胫骨内侧面后缘。

（3）水肿：是组织间液显著增加的现象，表现为面部和四肢闷胀感，用手指按压身体，尤其是小腿部，会凹下一个坑，过段时间才平复。如果是轻度、间断发生，与缺氧有关，适宜用以下方法调理。

1）避免久坐，宜缓慢步行：避免长时间久坐，缓慢行走可使腿部的肌肉收缩，有助于静脉与淋巴回流，缓解肿胀。

2）深呼吸：①在办公室，坐有靠背的椅子，挺

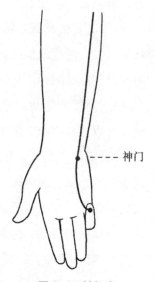

图4-4 神门穴

直身躯，将背部紧贴椅背。②进行腹式深呼吸。③同时，将两腿轮流伸直离开地面，坚持10秒钟再放下。抬腿时既牵拉了小腿后面的三头肌，又练习了大腿前面的股四头肌，促进了循环、练习了肌力。

3）淋巴按摩：①用左手掌在右上肢掌侧按住，由手向肩方向推运12次；②用右手掌在左上肢掌侧按住，由手向肩方向推运12次；③用左手掌在右小腿内侧按住，由足向膝内侧方向推运12次；④用右手掌在左小腿内侧按住，由足向膝内侧方向推运12次。

4）抬脚运动：躺在床上，将双脚举高靠放在墙壁上，持续3分钟，最好是在下午或傍晚做。运用重力使静脉血及淋巴回流，改善水肿。

5）饮食：西瓜、玉米、红小豆、桑椹、葫芦、空心菜、洋姜、荠菜、冬瓜、荸荠、鸭、芦笋、金针菇、鲫鱼、黑鱼、黄鱼、鲤鱼，以上食物有渗水、利湿、利尿、消水肿的作用，可以酌量轮流食用。

6）穴位按揉：偏历、合谷、阴陵泉。

（4）皮肤问题：皮肤是血液循环的"风向标"，最能显现血液中的氧含量和循环状况。因此，好的皮肤状态需要充足的氧气与良好的循环。下面介绍几种改善皮肤问题的补氧方法：

1）好心情带来好气色：面由心生，神志的表现在脸部，要经常笑口常开、心多喜乐，正能量的思考与心情决定您的好气色。

2）充足的睡眠：睡眠不足或睡眠质量不高，会在本来不需要太多氧气消耗的时候，过度地消耗氧气，因此皮肤的色泽、润滑和颜色变差，长时间缺氧就会出现皮肤问题。具体改善睡眠的补氧方法，参看有关章节。

3）适度的运动：能增加心、肺功能，改善全身和颅脑循环，增加氧气供给，可以让我们拥有靓丽的气色、红润的皮肤。

"臀腿相触式"练习，有助于皮肤问题的改善，方法如下：①跪卧在床上，两手和两小腿前面触床；②吸气时，两上肢保持伸直，身体尽量向后沉、臀部实实在在地压在小腿后面；③屏气，保持后沉、下压姿势；④呼气时，双手伸直、身体向前滑动，达到完全伸直的俯卧位；⑤反复6次。

4）脸部按摩：每天早、晚清洗脸部后，用手掌在脸部进行轻柔地搓揉按摩，先上下搓揉按摩20次；再顺时针与逆时针方向各搓揉按摩20次。

5）穴位按揉对美化肌肤很有效（图4-5）。

合谷穴：一次10秒钟，间隔片刻，连续9次。

手三里穴：一次10秒钟，间隔片刻，连续9次。

太冲穴：一次10秒钟，间隔片刻，连续9次。

攒竹穴：一次10秒钟，间隔片刻，连续6次。

瞳子髎穴：一次10秒钟，间隔片刻，连续6次。

睛明穴：一次10秒钟，间隔片刻，连续6次。

四白穴：一次10秒钟，间隔片刻，连续6次。

阳白穴：一次10秒钟，间隔片刻，连续6次。

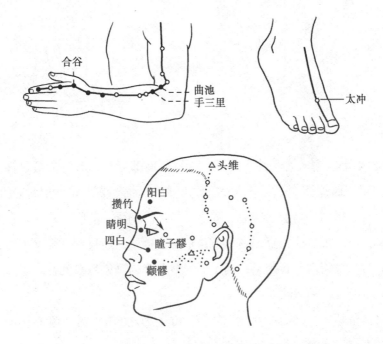

图4-5　合谷、手三里、太冲、攒竹、瞳子髎、睛明、四白、阳白

6）穴位按揉对面部雀斑、黄褐斑等皮肤问题有效（图4-6）。

四白穴：顺时针按揉36次。

阳白穴：顺时针按揉36次。

颧髎穴：顺时针按揉36次。

头维穴：顺时针按揉36次。

太阳穴：顺时针按揉36次。

口禾髎穴：顺时针按揉36次。

夹承浆（颏唇沟正中凹陷左右各旁开1寸）：同时点按36次。

外关穴：顺时针按揉36次。

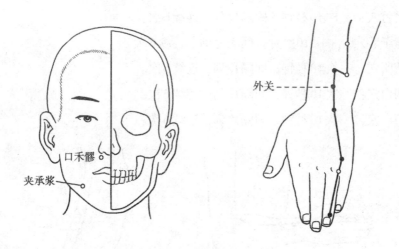

图4-6 口禾髎、夹承浆、外关

7）对面部问题有益的蔬果食品：为增加面部营养，需要多摄取含铁、果酸、蛋白质、胶原蛋白、维生素A、维生素B、维生素C和维生素E的食物。例如：鱼汤、猪肉、猪血、鸡血、鸭血、蛤蛎、鸡蛋、芝麻、薏米；青菜、芦笋、花椰菜、丝瓜、荷兰豆、白萝卜；苹果、樱桃、荔枝；豆浆、牛奶、杏仁粉。不宜过量食用木瓜、芒果、橘子、红萝卜等，以免色素沉着。

8）食疗方："福运浆"。

食材：银耳50g，绿豆100g，柏子仁50g，远志60g，通心莲子300g，槐花蜜根据个人喜好适量。此为30天左右的量。

制作方法：每次取银耳3盐勺，绿豆27粒，柏子仁、远志、通心莲子各3盐勺，放入水中浸泡一宿（12小时以上），次日早上放入豆浆机打成浆，加入适量槐花蜜饮用。

注意："福运浆"打出来后，必须在12小时内喝完。因为银耳一旦煮熟，放置超过12小时，在细菌的分解作用下，其中所含的硝酸盐会还原成亚硝酸盐，可导致中毒。

（5）精神方面的功能低下：精神方面的表现，与脑部功能的运作密切相关，脑缺氧会使精神方面的功能低下，而脑部供氧充足，精神方面的功能就正常。具体改善脑缺氧的方法如下。

1）适度运动

"引血下行"性运动：对于焦虑或用脑过度所引起的脑力迟钝等精神方面的功能低下，可进行走路、跑步、骑自行车等下肢运动，既可以通过下肢血液循环加快而改善全身的血液循环，又可以通过运动增加全身氧气的摄取量。

"引血上行"性运动：对脑缺血或颅压过低所引起的眩晕、健忘等精神方面的功能低下，可进行下肢抬高的伸屈运动，以及脚高头低卧位的呼吸运动，既可以通过体位增加脑部的供血、供氧和颅压，又可以通过运动增加全身氧气的摄取量。

2）刺激头部穴位：用指端啄击（犹如小鸡啄米状）、指甲轻叩、指腹按压等方法，刺激头颈部的风池、百会、神庭、上星、印堂、太阳、头维、角孙、水沟、耳门等穴位，有疏通经络、行气活血、开窍醒脑的效果。

3）芳香疗法：对改善精神方面功能低下有效的精油包括：迷迭香、罗勒、佛手柑、葡萄柚、黑胡椒、姜、辣薄荷、柠檬、杜松等。使用的方法有：熏香，嗅吸，头、颈、背、肩推油按摩等。

4）食饮宜忌

不宜食用过咸、味精过多、油炸、有兴奋作用和添加人工调味剂的食物，如咖啡、烧烤等。

宜食用富含糖类、维生素B类、碘、磷脂等的食物，如鳗鱼、芝麻、松子、菠菜、荔枝、猪肉、鲑鱼、鳕鱼、金枪鱼等。

老年人缺氧，容易过早患阿尔茨海默病，不宜食用多油、多盐、高胆固醇、甜食与辛辣食物，严禁烟酒。宜多吃含磷、锰、叶酸、卵磷脂、维生素B_{12}、维生素C、维生素E的食物，如鸡蛋、牛奶、肉类、鱼虾、菠菜、芦笋、绿色菜花、猕猴桃、橘子、黄豆、豆腐、松子、豆制品、花生、芝麻等。避免食用含铝食物或铝罐装饮料，避免使用铝制厨具或餐具。

5）"背棍吐纳"法：对增强呼吸吐纳，畅通脑脊液流动，保证颅脑供血、供氧和颅压，有明显效果。方法是：①站立位，两腿稍分开。准备一根长1.5m、直径5~6cm的木棍。②右手放在头后握住木棍的上部，左手放在背后握住木棍的下部，木棍抵住脊柱正中。③吸气时，仰头挺胸，木棍紧紧顶住脊柱。④吸满后屏气。⑤呼气时，放松。⑥换手，左手放在头后握住木棍的上部，右手放在背后握住木棍的下部，木棍抵住脊柱正中。⑦吸气时，仰头挺胸，木棍紧紧顶住脊柱。⑧吸满后屏气。⑨呼气时，放松。⑩左右交替，反复3~5次。

（6）过敏：过敏的原因很多，缺氧会诱发过敏或加重过敏症状。除了在医生指导下合理用药外，在补氧的基础上再注意饮食调剂，是过敏患者最佳的选择。

易致敏的食物：海产品（鱼、虾、蟹、贝壳类，尤其是生吃），动物内脏，蛋类及制品，奶类及制品，小麦，黄豆及制品，花生，坚果，玉米及制品，菠萝，酵母等。

抗过敏的食物：新鲜蔬菜，蜂蜜，大枣，金针菇，胡萝卜，大蒜（生吃最佳）。

（7）缺氧性血压异常：造成血压异常的原因很多，下述方法主要适用于缺氧性血压异常。

1）心理调节：①通过吟诗、抚琴、弈棋、书法和绘画，来平和心态、稳定情绪；②多接收正面信息，少接触负面消息，做到"大度看世界，从容过生活"。

2）生活调理：①起居有常，睡眠充足，按时起床、就寝，午休小睡一会儿。②饮食以清淡为主，少摄入盐及含盐制品（如酱菜、豆腐乳等），少量多餐、避免过饱。③宜进食低脂食物（如植物油、酸牛奶等）、维生素和含纤维多的食品（如水果、蔬菜和谷类等）。④忌高脂（如动物油、肥肉等）、高盐及烟酒。⑤药膳：何首乌10g，粳米、大枣、冰糖适量，何首乌先入水中煮，取浓汁后去渣，加水与粳米、大枣煮成粥，加冰糖服用。

3）运动调节：参加力所能及的工作、体力劳动和体育锻炼（如太极拳、广播体操等）。

4）降压操：除了能够预防和辅助治疗高血压外，还有暂时降低血压及减轻头重、眩晕、头痛的作用。方法：①两手掌擦热，像用毛巾洗脸一样，擦面部12次；②用四指指腹，按压前额和太阳穴1分钟；③用双手掌根由前额中心向太阳穴推摩12次。

5）扫"桥弓"：①扫，用四指指腹和掌侧，沿特定方向轻巧而较快的反复推动，形如用扫帚扫地的一种骨伤科手法。②"桥弓"，指颈侧的胸锁乳突肌。当转头并稍扬起下颌时，此肌凸显。③血压高者，在胸锁乳突肌上，由上向下扫12次。血压低者，在胸锁乳突肌上，由下向上扫12次。

6）点穴

降压穴：足背部第一和第二趾根部交界处，按压觉酸胀为度，持续30秒（图4-7）。

百会穴：后正中线与两耳尖连线交点。

曲池穴：屈肘成直角，当肘横纹外端与肱骨外上髁连线的中点。或完全屈肘时，肘横纹外端处。

足三里穴：小腿前外侧，犊鼻穴下3寸，胫骨前嵴外一横指处（图4-7）。

（8）脑缺氧综合征：正常情况下，空气中氧气的浓度为21%。脑缺氧综合征，是指空气中氧气的浓度不足18%时，人体所反映出的症状。有助于改善脑缺氧综合征的方法如下。

1）心理调节：①减慢生活节奏，放松心态，不过度思虑，不攀比，不较劲；②进行吟诗、抚琴、弈棋、书法、绘画活动。

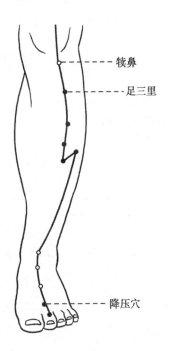

图4-7 足三里、降压穴

2）生活调理：①早睡早起，不熬夜，不睡懒觉；②适当锻炼和劳作，不过度，不懒惰；③戒烟。

3）饮食调理：①一定要吃早餐，以清淡、不油腻为主，忌辛辣。②远离三"白"（白糖、盐、猪油），亲近三"黑"（黑芝麻、蘑菇、黑米）。③阶梯式选择食品，四条腿（猪、牛、羊）不如两条腿（鸡、鸭）；两条腿（鸡、鸭）不如一条腿（蘑菇）；一条腿（蘑菇）不如没有腿（鱼）。④吃海带、河鱼，可降低脑细胞死亡速度。

4）双臂高甩操：①两脚分开，与肩同宽，站稳；②吸气，向左转腰、两臂同步甩高；③呼气，向右转腰、两臂同步放下；④反复转腰、抬放双臂10分钟。

5）床尾垫高仰卧法：把床尾垫高10~15cm，仰卧，听轻柔的音乐，放松身心，改善脑供血、供氧。

6）刺激"背俞穴区"：靠在门框边，身体向后靠，用门框的反作用力按压"背俞穴区"（位置在肩胛骨内侧缘与脊柱之间，左右各一），5~10分钟。

第四节　呼吸器官的养护

一、护肺

（一）中医对肺脏的认识

氧气吸入人体，能否充分、有效地运用，主要取决于中医所说的"肺"的功能。

中医所说的"肺"，与现代医学的肺，有一定区别。肺为心、肝、脾、肺、肾五脏之一，主要的功能是呼吸吐纳，是人体内外气体交换的主要器官；同时，能统管全身之气；还能调节体液和通调水道；以及协调和辅助心所主的血液运行的作用。

就缺氧而言，外界的氧气多少是一个方面，而内部运用氧气的能力和效率是另外一个方面。两者并治，才是解决缺氧的良策。为此，只有养护好肺，才能提高运用氧的能力和效率。

"诸气者，皆属于肺"，出自《素问·五脏生成篇》，肺主气，包括主呼吸之气、主一身之气和肺朝百脉三种。

1. 肺主呼吸之气　通过肺的呼吸作用→不断吸进"清气"（主要是氧气）、呼出"浊气"（主要是二氧化碳气）→吐故纳新，实现机体与外在环境之间的气体交换→从而维持人体的生命活动→保障机体的健康和活力。

2. 肺主一身之气　肺有节律地呼吸吐纳→各脏腑、经络之气升降出入通畅协调→充分运用吸入的"清气"→发挥脏腑、经络正常的功能→保障机体的健康和活力。

上面文字可以具体解释为：肺主一身之气，是指肺对全身气机生成、运行的调节作用。中医所说的"气"，主要指脏腑组织的活动能力。肺有节律地呼吸吐纳，则各脏腑经络之气升降出入通畅协调，可以充分运用吸入的"清气"，发挥正常的功能，对氧气的利用率高；而肺的呼吸吐纳失常，则各脏腑经络之气升降出入不通畅、不协调，不能充分运用吸入的"清气"，也就不能够发挥正常的功能，对氧气的利用率就低。

3."肺朝百脉"　全身的血液通过百脉流经于肺→经肺的呼吸吐纳→进行体内外清、浊之气的交换→再通过肺气的宣降功能→将富有清气的血液通过百脉输送到全身→保障机体的健康和活力。"肺朝百脉"出自《素问·五脏生成篇》，是指全身的血液都是通过百脉流经于肺，经肺的呼吸吐纳，进行体内外清、浊之气的交换，然后再通过肺气的宣降功能，将富有清气的血液通过百脉输送到全身，保障机体的健康和活力。如果肺的宣降功能失常，进行体内外清浊之气交换的能力就减弱，再多的"清气"吸入，也不能通过百脉输送到全身，对氧气的利用利率自然就很低。

（二）养护肺脏的方法

1. 食疗

（1）五行养肺羹："五行养肺羹"可以养护肺及五脏六腑的正气，增强肺的功能以及与其他脏腑的协调能力，保障吸入的氧气得到充分利用，提高氧气的利用率。

原料：莲子15 g，银耳10 g，红小豆15 g，黑豆20 g，绿豆15 g，山药50g。

制作方法：莲子、银耳洗净泡发；红豆、绿豆、黑豆洗净泡两个小时；山药去皮、洗净、切块备用。将上述食材放入砂锅中，加入清水，煮至所有的豆开花、汤浓稠，即可关火。待温热时，按个人口味加入适量冰糖服用。

服法：每周2~3次。

（2）红豆莲子粥

原料：红豆100g，莲子25g（根据个人喜好，决定是否加入莲子芯），冰糖25g。

制作方法：红豆泡3~4小时，莲子不泡，煮沸5分钟，中火煮35分钟，后加入冰糖小火煮5分钟。

服法：每周1~2次。

作用：滋阴润肺，益气强身。

（3）具有补肺作用的食材

谷类：西谷米（西米）、花生。

蔬菜：黄金菇、红菇、银耳、紫菜、慈菇、葫芦、丝瓜、黄瓜、荠菜、土豆、葱、大蒜、香椿、茭白、苋菜、马兰头、竹笋、荸荠、鱼腥草、大葱。

肉蛋类：猪肉、猪肺、鸡蛋清、鸭肉、鸭蛋、鹅肉、兔肉、银鱼、鲥鱼、鲤鱼。

水果：橄榄、桃子、杏子、槟榔、苹果、梨、芒果、枇杷、甘蔗、柿子、柚子、香蕉、香瓜、菜瓜、无花果。

药食：燕窝、党参、黄芪、太子参、桂花、百合花。

饮品：牛奶、椰子奶、杏仁汁、蜂蜜。

调味品：白糖、白酒、冰糖、生姜、花椒、胡椒、小葱。

干果：白果、松子、罗汉果。

其他：豆腐、海蜇。

2. 柿子酒　把柿子酿成酒，不仅使营养成分能够得以保留，并且通过"酒"的有机溶解，使人体更易吸收柿子的营养成分，起到清肺、润肺、养肺、化痰、燥湿、解热、生津等保健养生作用。

柿子酒的制作和食用的方法如下：

（1）选购：什么品种的都可以，熟透的柿子更容易发酵一些。

（2）清洗：由于柿子表皮很可能残留农药，清洗柿子的环节就相当重要。先浸泡3个小时，然后逐个清洗，剔除不好的柿子，再用自来水反复冲洗。一些爱干净的人，喜欢把柿子去皮后酿酒，这也未尝不可，但是会少了一些柿子皮特有的营养。

（3）晾干：先把柿子盛在能漏水的容器当中，等柿子表面没有水珠就可以倒入酒坛了。

（4）选择容器：酒坛可以是陶瓷罐子，也可以是玻璃瓶，但不主张用塑料容器，因为塑料很可能会与酒精发生化学反应，并产生一些有毒物质，危害人体健康。

（5）戴上一次性手套，将柿子捏碎，然后放入酒坛中，再把糖放在柿子上面（柿子和糖的比例是10∶3，例如10kg柿子放3kg糖）。不喜欢吃甜的朋友，可以少放，但是不能不放糖，因为糖是柿子发酵的重要因素。

（6）加封保存：将酒坛子密封，如果是陶瓷罐，可以用洁净的纱布覆盖罐口，然后用保鲜膜密封，再盖上盖子。加封后，酒坛子需放在阴凉处保存，平时不要随意去翻动或打开盖子。

（7）启封：柿子发酵时间，天热时需要20天至1个月；天冷时需要40天左右；如果喜欢酒劲足点，只需延迟启封时间就行了。启封后，捞出浮在上面的柿子皮等固体，过滤后就可以直接喝柿子酒了。每一次舀出柿子酒后，别忘盖好盖子，以免酒味挥发。

（8）饮用：一般5~10ml，每日2~3次，根据个人酒量增减。

（9）注意：柿子含单宁，易与铁结合，贫血者少饮为宜。糖尿病患者不宜饮用，容易增高血糖，对身体不利。

3.“呬”字功养肺法 呬，音细。“呬”字功，是六字诀养生功法中的一节，主要在于养肺。坚持练此功法，可以增强肺的功能，增强肺活量，使呼吸一口气的过程均衡有力，有益身体健康，老少皆宜。对气管炎、支气管炎、肺气肿、中气不足等与肺有关疾病的预防和治疗，都有很好的作用。

练功方法是：

（1）站立位。

（2）口型为两唇微后收，上下齿相合而不接触，舌尖抵上下齿缝，微微发出“呬”音。

（3）呼气发轻声——两手从小腹前提起——逐渐转为手心向上——至两乳水平——两手背相触提起——指尖对准喉部——左右展臂——挺胸——两手向外推出——呼气终了。

（4）吸气无声——两臂自然下垂——垂于体侧。

（5）反复6次。

4. 经穴按压法　手太阴肺经和手阳明大肠经相表里，按压两经都对肺的呼吸功能有加强作用，同时也对有关呼吸系统的症状有治疗作用。

手太阴肺经共11个穴位，背诵口诀是：手太阴肺十一穴，中府云门天府诀，侠白尺泽孔最存，列缺经渠太渊涉，鱼际少商如韭叶（即韭菜叶的宽度）。读者可能记不住，简单的记忆方法是：从肩关节前面开始，沿着上肢掌面的大拇指那一侧向下，直到拇指端（图4-8）。

手阳明大肠经共20个穴位，背诵口诀是：手阳明大肠起商阳，二间三间合谷藏，阳溪偏历温溜取，下廉上廉手三里，曲池肘髎五里迎，臂臑肩髃巨骨当，天鼎扶突禾髎接，鼻旁五分是迎香。常用部分的简单记忆方法是：从示指背面开始，沿着上肢背面的大拇指那一侧向上，直到肩关节前面（图4-8）。

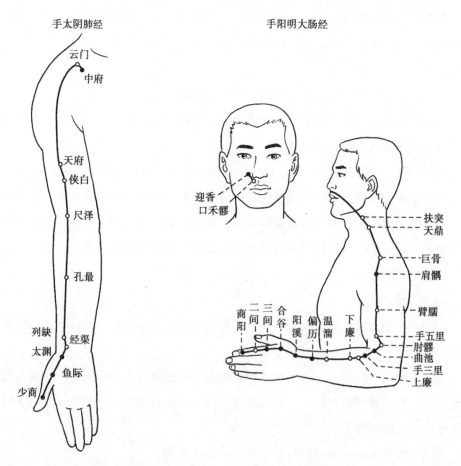

图4-8　手太阴肺经与手阳明大肠经穴位

二、护鼻

鼻腔是呼吸道的门户，氧气进入的第一关。鼻腔里的鼻涕也和痰液一样，带有尘埃、脓性分泌物、细菌、病毒、真菌等，也是呼吸道黏膜上的污物，是被机体清除出来的"垃圾"。所以养护好鼻腔，是保护整个呼吸道的关键。

养护鼻腔的方法有正确吐痰和正确擤鼻涕两个方面。

（一）正确擤鼻涕

1. 一手拿纸巾捏住鼻子。
2. 先捏紧一个鼻孔，用力将鼻涕从对侧鼻孔内擤出。
3. 再捏紧另一个鼻孔，用力将鼻涕从对侧鼻孔内擤出。
4. 两手用纸巾将鼻涕擦净，团紧扔进垃圾箱。

在掌握正确擤鼻涕的方法时，还需注意以下环节：

1. 不要两个鼻孔同时擤，那样不容易擤干净，有时还会引起头部不适。
2. 不要不用纸巾，擤完随手甩在地上，有失文明。

（二）正确清理鼻腔

从户外回来，应该轻柔地清理鼻腔。一种方法是拧开水龙头，用手指头蘸着流动水伸进鼻腔反复清洗。另一种方法是用镊子夹住棉球，蘸着容器里的温水清洗鼻腔。

鼻毛，是鼻腔内重要的组成部分，它有黏附吸入空气中粉尘的作用，是一道有力的"防护墙"。有人为了美观，拔掉鼻毛，这无疑是自拆"防护墙"，既痛苦又有害健康。但是，经心修剪有碍观瞻的过长鼻毛，既美观又无害，倒是可取的。

三、护气管

痰是呼吸道的分泌物，健康人都是有痰的。在咳出的灰白或灰黑色的痰中，有尘埃、脓性分泌物、细菌、病毒、真菌等，它是呼吸道黏膜上的污物，是被机体清除出来的"垃圾"。

痰积聚在呼吸道，会阻碍呼吸吐纳的畅通，适时、合理的排出，有利于氧气的吸入和二氧化碳的呼出。

自然界中的粉尘、金属微粒及废气中的毒性物质，通过呼吸进入人体，既损害鼻、喉、气管和肺脏，又通过血液循环而影响全身。借助主动咳嗽可以"通畅"呼吸道、"清扫"肺脏、排出毒素，是需要养成的非常重要的生活习惯。

（一）正确主动咳嗽的方法

1. 每天早晨和晚上，选择空气相对新鲜的地方做深呼吸。

2. 深吸气时，左臂慢慢提起，右手拿纸巾移向口部。

3. 呼气时，突然咳嗽、咳出痰液，同时右手捂嘴接痰、左臂放下。

4. 反复3次。

（二）注意事项

1. 先做舒缓有节律的深呼吸6次，为突然咳嗽做准备，再做突然咳嗽。

2. 突然咳嗽完，再做舒缓有节律的深呼吸3次，为结束动作。

3. 注意力要集中，以免"岔气"。

4. 严重雾霾天气，在室内做。

第五章 抻筋调理

抻，古写捵，为拉长、扯平的意思，如抻面、把衣服抻抻、把袖子抻出来。筋的概念广泛，有狭义和广义之分。

狭义的筋：筋这个字，由竹、月和力组成。竹分很多节，说筋有竹节样的形态；月作为偏旁称月肉旁，说筋是肉性组织；力指力量，说筋可以产生力量。在人体中，可随人的意志伸缩变形、产生力量并有牵拉肢体产生相应活动的组织，非骨骼肌莫属。所以，狭义的筋，是指骨骼肌。正如《说文解字》中说："筋者，肉之力也。"筋就是能够产生力量的肌肉。

广义的筋，是把骨头以外的组织都叫做筋，包括皮肤、皮下组织、肌筋膜、肌肉、肌腱、韧带、滑膜、关节囊、椎间盘、软骨、神经、血管等一切软组织的总称。

在古代中医著作中，又从筋衍生出更细化的筋，相当于现代解剖学的软组织。

尽筋：又称作"筋纽"，是指肌末端的腱。

膜筋：指片状的肌肉，或包绕在肌肉外层的筋膜。

宗筋：宗，总也。一指诸筋总汇的粗大处，即多条大筋汇聚而形象高突、刚劲有力的肌肉；另是指髋腹腰背之大筋，如腹直肌、髂腰肌、竖脊肌。

束骨筋：关节囊。

大筋：分布于手足项背，直行而粗大的肌肉。

小筋：又称柔筋，是分布于胸腹头面的横行、细小、质柔的肌肉。

维筋：维者，网维，是维系网络之筋，多指腱膜。

抻，是拉长、扯平；筋，是骨骼肌；抻筋，就是拉长骨骼肌，同时把覆盖在骨骼肌外面的筋膜扯平。

导引是从古代延传至今的一种健身方法，以肢体运动、呼吸运动和自我按摩相结合为特点，也叫作"道引"。唐代王冰说："导引，谓摇筋骨，动支节。"唐代释慧琳《一切经音义》中说："凡人自摩自捏，伸缩手足，除劳去烦，名为导引。"古代导引一般徒手进行，也有的辅以简单器械。以达到行气活血，养筋壮骨，除劳去烦，祛病延年的目的。

抻筋，就是传统导引中侧重肢体运动和呼吸运动的一种方法。

第一节　抻筋的作用

抻筋的作用很多，主要有以下三种。

1. 通畅经络，保障健康　气既是体内流动着的富有营养的精微物质，又泛指脏器组织的功能；血是由食物精华通过气化作用而生成的一种物质。它们是养筋壮骨、除劳去烦、祛病延年最根本的物质保证。

经络是人体气血运行的通道。通过经络系统的联系，把人体内外、脏腑、肢节联成一个有机的整体。气血运行通畅，身体就健康；气血运行不够通畅，身体就有疾（亚健康）；气血运行不通畅，身体就有病（不健康）。

抻筋可以通畅经络，使保障健康最根本的物质气血遍布全身，各脏器组织发挥正常功能，达到最佳的心理、生理状态。

2. 平衡阴阳，调疾防病　"疾"与"病"含义不相同，"疾"就是"未病"，不是无病，而是不易察觉或不可见的阴阳、气血、脏腑、营卫不平衡的小病；而"病"也就是"已病"，是"疾"进一步发展到易于察觉或可见的程度，正如《说文解字》中解释的"病，疾加也"。

抻筋可以调节人体阴阳、气血、脏腑、营卫的平衡，从而调理不容易察觉或尚未达可见程度的"疾"，使它不发展成"病"，是调理亚健康的最佳方法之一。

3. 活动自如，舒畅身心　牵拉肌肉，可以产生腱反射器兴奋效应，以及恢复肌纤维的正常排列作用，使紧缩的肌肉放松，使肌肉达到正常的收缩、舒张状态。这种状态让我们感觉到轻松舒适、活动自如、心情舒畅、充满活力。

第二节　抻筋的注意事项

人人都可以抻筋，只不过因各人身体状况不一样，而需要因人而异。

1. 随时都可以抻筋，但以晨起，工作中感到紧张或压力大，久坐或者久站之后，以及感到浑身僵硬、不舒服时最适宜。

2. 抻筋时要身心放松，注意力集中到被抻的肌肉，缓慢轻柔，逐渐增加强度，直至最佳并持续，同时做平稳的呼吸吐纳。因为屏气时肌肉紧缩，不利于抻筋，而呼吸吐纳时肌肉放松有利于抻筋。同时，能够"以气引力"，就是通过气机的调节使气血循行加快。

3. 抻筋时感到肌肉有牵拉感而且舒适，就是最佳的程度。过度会出现疼痛、不适，甚至造成损伤，过轻则起不到作用。

4. 抻筋要持之以恒，坚持不懈必见显效。

5. 当你抻筋时或抻筋后感觉不适，应检讨操作方法，尤其是姿势是否正确，强度是否过大，次数是否过多。

6. 当你身体近期患病，应暂停抻筋，直至疾病痊愈。

7. 因外伤等原因导致关节活动受限，不宜做与这个关节有关的抻筋。

8. 抻筋只作为养生健体、调理亚健康状态的一种导引方法，最多可对病的恢复期有所帮助。因此，有病还得去医院请专业医生诊疗。

第三节　坐位和站位的抻筋

一、面部的抻筋

（一）中医学的五官

中医学所说的五官是指眼、舌、唇、鼻、耳，而且有更深的内涵，即眼与肝有关、舌与心有关、唇与脾有关、鼻与肺有关、耳与肾有关。也就是说，内脏有病可以反映在五官，五官有病也可以影响内脏；治疗内脏可以消除五官症状，治疗五官也可以对内脏起调理作用。

（二）面部抻筋的作用

抻面部的筋，根据中、西医学的原理，共有5个作用。

1. 养生保健　通过抻眼、舌、唇、鼻、耳周围的筋，可以增强相应肝、心、脾、肺、肾内脏的功能，起到养生保健的作用。

2. 美容　经常抻筋有养颜美容，预防和减轻"鱼尾纹""眼袋"等作用。

3. 松弛声带　抻筋可以松弛声带，使声音悦耳、歌唱自如，以及有利言语交流，提高语言的学习、模仿能力。

4. 促进食欲　舌头的运动可以增强味蕾功能，从而提高味觉的敏感度，促进食欲。

5. 缓解相应内脏病变引发的症状　抻眼部周围的筋，可以缓解胁痛、烦躁等症状；抻舌，可以缓解心悸、气短等症状；抻唇周围的筋，可以缓解肢体倦怠、五心烦热等症状；抻鼻周围的筋，可以缓解咳喘、身体寒冷等症状；抻耳周围的筋，可以缓解腰酸、腿痛等症状。

（三）面部抻筋的术式

面部抻筋的术式有八戒揪耳式、捂嘴弄舌式、瞠目揪睑式、咧嘴伸颌式、鼻翼分飞式、面面俱到式六种。

1. 八戒揪耳式（图5-1）

[操作]

（1）坐位。

（2）双手拇、示指捏住双耳朵上部。

（3）吸气时上提、呼气时松开，连续呼吸吐纳6次。

（4）双手拇、示指捏住双耳朵下部。

（5）吸气时下拉、呼气时松开，连续呼吸吐纳6次。

（6）双手拇、示指捏住双耳朵中部。

（7）吸气时向外、呼气时松开，连续呼吸吐纳6次。

本方法抻的是咬肌、翼外肌和颞肌。

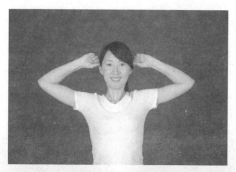

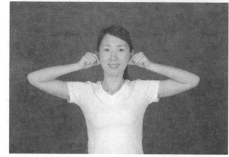
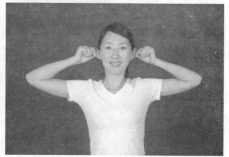

图5-1 八戒揪耳式

[健身功效]

（1）咬肌的紧缩会引起眉棱骨、颧骨、嘴外侧和耳前部疼痛不适，抻后可缓解。

（2）翼外肌的紧缩会引起颞部和耳前疼痛不适，抻后可缓解。

（3）颞肌的紧缩会引起颧骨下和鼻旁疼痛不适，抻后可缓解。

（4）根据五官和内脏的关系，抻耳对肾有保健作用。

（5）青年人经常做八戒揪耳式，可以预防鱼尾纹过早出现；中年人经常做八戒揪耳式，可以预防鱼尾纹发展过快；老年人经常做八戒揪耳式，可以使鱼尾纹变浅。

2. 捂嘴弄舌式（图5-2）

[操作]

（1）坐位。

（2）双手捂嘴，将舌头稍伸出。

（3）吸气时上卷、呼气时下伸，连续呼吸吐纳6次。

（4）双手捂嘴，将舌头稍伸出。

（5）吸气时向左偏、呼气时右偏，连续呼吸吐纳6次。

（6）双手捂嘴，将舌头稍伸出。

（7）吸气时缩舌，呼气时伸舌，连续呼吸吐纳6次。

本方法抻的是舌部肌肉。

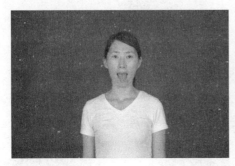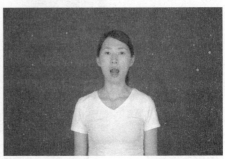

图5-2 捂嘴弄舌式

[健身功效]

（1）抻舌部肌肉可缓解舌部不适和味觉不敏感。

（2）根据五官和内脏的关系，抻舌部肌肉对心有保健作用。

（3）经常做捂嘴弄舌式，可以使舌头运动自如，有利言语交流，提高语言的学习、模仿能力和味觉的敏感度。

3. 瞠目揪睑式（图5-3）

[操作]

瞠目：张目直视，瞠着眼睛。

（1）坐位。

（2）双眼睁开，双手拇、示指分别轻轻捏住上眼睑。

（3）吸气时轻轻提起、呼气时放松，连续呼吸吐纳6次。

（4）双眼睁开，双手拇、示指分别轻轻捏住下眼睑。

（5）吸气时轻轻提起、呼气时放松，连续呼吸吐纳6次。

本方法抻的是眼轮匝肌。

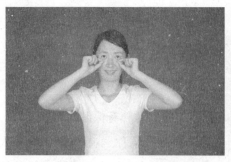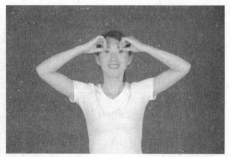

图5-3 瞠目揪睑式

[健身功效]

（1）眼轮匝肌的紧缩会引发眉棱骨和鼻旁部疼痛不适，抻后可缓解。

（2）根据五官和内脏的关系，抻眼轮匝肌对肝有保健作用。

（3）随着年龄增长，眼部下方肌肉会逐渐松弛，俗称"眼袋"。青年人经常做瞠目揪睑式，可以预防"眼袋"过早出现；中年人经常做瞠目揪睑式，可以预防"眼袋"发展过快；老年人经常做瞠目揪睑式，可以使"眼袋"变小。

4. 咧嘴伸颌式（图5-4）

[操作]

（1）坐位。

（2）一手捂嘴，一手捂住颈部。

（3）吸气时闭口，将嘴角向两边伸展，下颌的肌肉也同时向外伸展。

（4）呼气时放松，连续呼吸吐纳6次。

本方法抻的是颈阔肌和二腹肌。

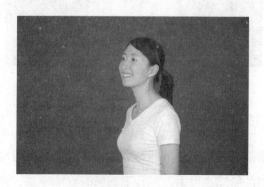

图5-4 咧嘴伸颌式

[健身功效]

（1）颈阔肌的紧缩会引发颈侧及咽部不适，抻后可缓解。

（2）二腹肌的紧缩会引发颈侧及咽部不适，有时还会出现声音嘶哑，抻后可缓解。

（3）根据五官和内脏的关系，抻颈阔肌和二腹肌对脾有保健作用。

（4）随着年龄增长，颈部两侧肌肉会逐渐松弛，俗称"鸡脖子"。青年人经常做咧嘴伸颌式，可以预防"鸡脖子"过早出现；中年人经常做咧嘴伸颌式，可以预防"鸡脖子"发展过快；老年人经常做咧嘴伸颌式，可以使"鸡脖子"变轻。

（5）经常做咧嘴伸颌式可以松弛声带，使声音悦耳、歌唱自如。

5. 鼻翼分飞式（图5-5）

[操作]

（1）坐位。

（2）一手捂住鼻子，吸气时两侧鼻翼张开。

（3）呼气时回复原位，连续呼吸吐纳6次。

本方法抻的是颧肌和提上唇肌。

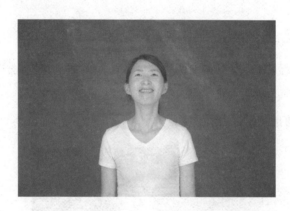

图5-5 鼻翼分飞式

[健身功效]

（1）颧肌的紧缩会引发颧骨下和鼻旁疼痛不适，抻后可缓解。

（2）提上唇肌的紧缩也可引发颧骨下和鼻旁疼痛不适，抻后可缓解。

（3）根据五官和内脏的关系，抻颧肌、提上唇肌对肺有保健作用。

6. 面面俱到式（图5-6）

[操作]

前面的"面"指面部，后面的"面"指方面，这里的面面，是指面部的各个方面，即眼、舌、唇、鼻、耳；俱到，指都动。面面俱到式，就是眼、舌、唇、鼻、耳都动的术式。

（1）坐位。

（2）两拇指放在耳垂下，双手掌捂住面部。

（3）吸气时，两侧面部分别向后伸展，此时嘴角、鼻翼、眼眉、耳朵和头皮都向外分开，达到最大限度保持；呼气时，放松，回复原位。

（4）连续呼吸吐纳6次。

本方法抻的是咬肌、翼外肌、翼内肌、眼轮匝肌、颧肌、提上唇肌。

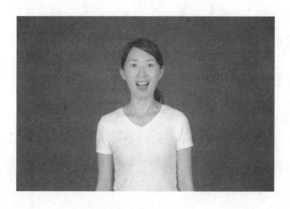

图5-6　面面俱到式

[健身功效]

（1）咬肌的紧缩会引发眉棱骨、颧骨、嘴外和耳前部疼痛不适，抻后可缓解。

（2）翼外肌的紧缩会引发颞部和耳前疼痛不适，抻后可缓解。

（3）翼内肌的紧缩会引发下颌角和耳前疼痛不适，抻后可缓解。

（4）眼轮匝肌的紧缩会引发眉棱骨和鼻旁部疼痛不适，抻后可缓解。

（5）颧肌的紧缩会引发颧骨下和鼻旁疼痛不适，抻后可缓解。

（6）提上唇肌的紧缩也可引发颧骨下和鼻旁疼痛不适，抻后可缓解。

（7）根据五官和内脏的关系，抻眼、舌、唇、鼻、耳对肝、心、脾、肺、肾有保健作用。

（8）由于面面俱到式把眼、舌、唇、鼻、耳都抻到了，所以经常抻有预防和减轻"鱼尾纹""眼袋"和"鸡脖子"的作用。同时，还可以松弛声带，使声音悦耳、歌唱自如，以及有利言语交流，提高语言的学习、模仿能力和味觉的敏感度。

［注意］

要用手揞住面部，可以不碍观瞻，以便把动作做到位。

二、颈部的抻筋

颈部，由前面的颈、后面的项和两边的颈侧组成。颈与项容易混淆，耳熟能详的"曲项向天歌"，只有向后弯曲项才能向着天唱歌，如果向前弯曲颈，那就只有朝着地唱歌了。

（一）颈部抻筋的作用

1. 增强体质、延年益寿　颈部的抻筋，主要是通过牵拉肌肉、筋膜和关节囊，解除肌肉的疲劳性紧缩，保持静态和动态平衡，使椎动脉、交感神经、枕大神经、枕小神经和枕下神经功能正常，达到"阴平阳秘"的健康状态，起到增强体质、延年益寿的作用。

2. 预防颈椎病　颈椎间盘退变，也就是老化和功能减退，是颈椎病发生的病理基础，抻筋可以保持肌肉的正常舒张和收缩，从而延缓椎间盘老化和功能减退的速度，预防颈椎病的发生。

3. 消除轻微症状、阻断"疾"向"病"发展　对有"疾"的人，通过牵拉解除病变软组织对椎动脉、交感神经、枕大神经、枕小神经和枕下神经的影响，起到消除轻微症状、阻断疾向病发展而回到健康状态的作用。

4. 辅助治疗、加快康复　对有病的人，在医生治疗之后，通过抻筋可以起到增强恢复力，辅助治疗、加快康复的作用。

（二）颈部抻筋的术式

颈部抻筋的术式有头肩争力式、侧前倾倒式、侧后倾倒式、侧耳寻肩式、颌胸顾盼式、坐井观天式六种。

1. 头肩争力式（图5-7）

[操作]

争力：头部向上用力，双肩向下用力，形成的相争之势。

（1）坐或站立位。

（2）两个眼睛向前平视，不仰头也不低头。

（3）头向上用力、双肩向下用力，形成相争之势。

（4）保持连续呼吸吐纳6次的时间。

本方法抻的是头半棘肌、肩胛提肌和足太阳经筋。

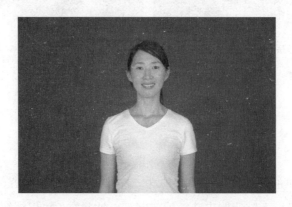

图5-7　头肩争力式

[健身功效]

（1）头半棘肌、肩胛提肌的紧缩，除引起背部、项部和枕后部疼痛不适外，还可以引起后仰时眩晕，头痛，眼、耳、鼻、咽症状和情绪波动等精神方面异常，抻开拉长可以缓解。

（2）抻足太阳经筋，可以增强头项、五官、胃、肠、背、腰和下肢的功能，有重要的养生保健作用。

（3）头向上用力、肩向下用力，形成颈椎牵引之势，松弛了肌肉、加大了椎间隙，使椎间盘受到的纵向应力减小，可延缓退变，预防颈椎病的发生。

2. 侧前倾倒式（图5-8）

［操作］

（1）坐或站立位。

（2）左手扳住头部右侧，将头颈向左前方侧屈，达到最大限度保持；持续呼吸吐纳6次的时间。

（3）右手扳住头部左侧，将头颈向右前方侧屈，达到最大限度保持；持续呼吸吐纳6次的时间。

本方法抻的是斜方肌上部、头夹肌、颈夹肌和手三阳经筋。

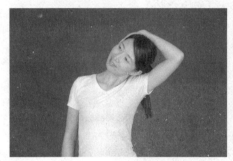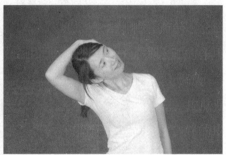

图5-8 侧前倾倒式

［健身功效］

（1）斜方肌上部的紧缩除引起项部、枕部、颞部、牙和背部疼痛不适外，还可以引起眩晕、上肢背侧皮肤敏感或麻木，抻开拉长可以缓解。

（2）头夹肌位于斜方肌上部，该肌紧缩除引起项部和头顶疼痛外，还可以引起眩晕、头后部压迫感和枕后麻木，抻开拉长可以缓解。

（3）颈夹肌的紧缩除引起偏头痛、颅内跳痛和从枕部开始向前穿透到眼后部的疼痛外，还可以引起眩晕和视力模糊，抻开拉长可以缓解。

（4）抻手三阳经筋，可以增强头、项、五官、咽喉、胸胁、腹、前后二阴的功能，有重要的养生保健作用。

（5）长时间伏案操作电脑，使斜方肌、头夹肌和颈夹肌疲劳，出现项部酸胀疼痛。通过侧前倾倒式抻这些肌肉，使疲劳解除、症状消失。

3. 侧后倾倒式（图5-9）

[操作]

（1）坐或站立位。

（2）左手扳住头部右侧，将头颈向左后方侧屈，达到最大限度保持；持续呼吸吐纳6次的时间。

（3）右手扳住头部左侧，将头颈向右后方侧屈，达到最大限度保持；持续呼吸吐纳6次的时间。

本方法抻的是胸锁乳突肌和手三阳经筋。

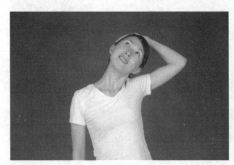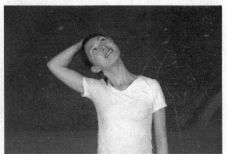

图5-9　侧后倾倒式

[健身功效]

（1）胸锁乳突肌的紧缩除引起胸骨上端、锁骨内侧、眼上方、耳后方及深部疼痛外，还可以引起颈部僵硬、吞咽时舌头疼痛、眩晕、走路不稳、眼花、视力模糊、咽部不适和鼻子堵塞等，抻开拉长可以缓解。

（2）抻手三阳经筋，可以增强头、项、五官、咽喉、胸胁、腹、前后二阴的功能，有重要的养生保健作用。

（3）当胸锁乳突肌紧缩影响颈交感神经节时，可造成血压高或低的异常，抻胸锁乳突肌消除紧缩，可以起到调节血压的作用。

4. 侧耳寻肩式（图5-10）

[操作]

（1）坐或站立位。

（2）左手扳住头部右侧，将头颈向左侧侧屈，就像去寻找左肩的样子，达到最大限度保持；持续呼吸吐纳6次的时间。

（3）右手扳住头部左侧，将头颈向右侧侧屈，就像去寻找右肩的样子，达到最大限度保持；持续呼吸吐纳6次的时间。

本方法抻的是前、中、后斜角肌和手三阳经筋。

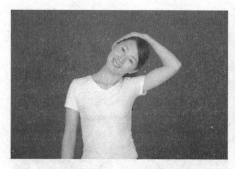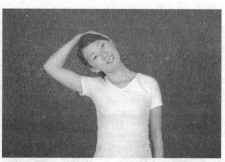

图5-10　侧耳寻肩式

[健身功效]

（1）斜角肌的紧缩除引起颈侧、锁骨上窝、胸部、背部和上肢的疼痛麻木外，还可以引起上肢肿胀、针刺、烧灼感或手突然无力而摔掉东西，以及失眠、易怒、沮丧等精神方面的异常。抻开拉长可以缓解。

（2）手三阳经筋，起于手指、止于头部、循行于上肢背侧。抻它可以增强头、项、五官、咽喉、胸胁、腹、前后二阴的功能，有重要的养生保健作用。

（3）臂丛神经的近端通过前、中、后斜角肌，如果受到紧缩肌肉的影响，可以出现上肢的疼痛或麻木，做侧耳寻肩式抻筋能够起到预防作用。

5. 颌胸顾盼式（图5-11）

[操作]

颌：下颌；胸：前胸；顾、盼：看。

（1）坐或站立位。

（2）头颈向前屈曲，到下颌离胸部三个横指的距离。

（3）头向左侧旋转，达到最大限度保持，持续呼吸吐纳6次的时间。

（4）头向右侧旋转，达到最大限度保持，持续呼吸吐纳6次的时间。

本方法抻的是项韧带、斜方肌上部、斜方肌中部、肩胛提肌和手三阳经筋及足太阳膀胱经筋。

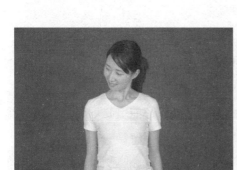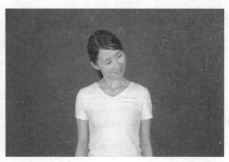

图5-11 颔胸顾盼式

［健身功效］

（1）项韧带的问题，可引发颈部疼痛不适、眩晕、头痛和颈部活动受限等症状，抻开拉长可以缓解。

（2）斜方肌中部的紧缩，除引起项背部疼痛外，还能引起头痛、枕部痛、下颌痛和牙痛等症状，抻开拉长可以缓解。

（3）抻手三阳经筋，可以增强头、项、五官、咽喉、胸胁、腹、前后二阴的功能，有重要的养生保健作用。

（4）抻足太阳经筋，可以增强头项、五官、胃、肠、背、腰和下肢的功能，抻它们都有重要的养生保健作用。

（5）长时间前屈，如写字、玩电脑游戏、打麻将等，会使项韧带劳损，在脖子后面形成一个硬块，以前叫做"扁担疙瘩"，是指长期担扁担的人容易患此病，现在担扁担患的人少了，而使用电脑患的人多了，改成"电脑疙瘩"更为贴切。经常做颔胸顾盼式抻筋，可以缓解劳损，从而不得"电脑疙瘩"。

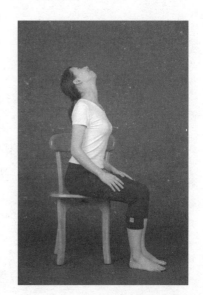

6. 坐井观天式（图5-12）

［操作］

（1）坐位。

（2）头后仰，两个眼睛遥望天空，达到最

图5-12 坐井观天式

大限度保持；持续呼吸吐纳6次的时间。

本方法抻的是胸锁乳突肌、颈阔肌和手三阳经筋。

[健身功效]

（1）颈阔肌的紧缩，除引起颈侧部疼痛不适外，还能引起下颌、咽喉和上胸部刺痛以及面部表情不自如等症状，抻开拉长可以缓解。

（2）抻手三阳经筋可以增强头、项、五官、咽喉、胸胁、腹、前后二阴的功能，有重要的养生保健作用。

（3）颈阔肌位于颈部两侧，它的松弛是造成"鸡脖子"的主要原因，做坐井观天式抻筋可以预防、延缓或减轻"鸡脖子"的发生。

[注意]

患有颈椎病者，如在做某一术式时感到眩晕不适，应立即停止。年老体弱者，可酌情减少呼吸吐纳的次数。

三、背部的抻筋

背部是非常重要的神经、经络和信息的传导部位。背部的肌肉紧缩，直接影响到这些系统的传导，引起全身器官的功能紊乱，轻则身体不适、生活质量低下，重则出现各种症状。所以背部的调理对养生保健至关重要。

（一）背部抻筋的作用

1. 可以消除或减轻背部的疼痛不适和疲劳。

2. 可以消除或减轻脏器的功能性症状，例如胸闷气短、心前区不适、消化不良等。

3. 可以预防青少年脊柱侧弯和老年性驼背。

4. 有助于保持脊柱曲线，塑造良好身材。

5. 可以疏通督脉、任脉、夹脊和膀胱经，使人身体健康，益寿延年。

（二）背部抻筋的术式

背部抻筋的术式有抱颈缩背式、摸肩缩背式、抱肩缩胸式、抱胸扭转式、坐躬探足式、端坐攀天式、俯仰排浊式、胸挺指撑式八种。

1. 抱颈缩背式（图5-13）

［操作］

（1）坐或站立位。

（2）两腿分开，双肘屈曲，两手在枕后交叉。

（3）吸气时挺胸缩背，达到最大限度保持。

（4）呼气时放松。

（5）连续呼吸吐纳6次。

本方法抻的是胸大肌上部、胸小肌、三角肌前部和手三阴经筋。

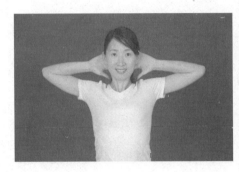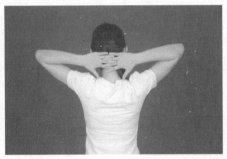

图5-13 抱颈缩背式

［健身功效］

（1）胸大肌的紧缩，除引发胸痛、上肢内侧及小指疼痛或麻木外，还能够引起乳头敏感和乳房疼痛不适等症状，抻开拉长可以缓解。

（2）胸小肌的紧缩，除引发胸部深层疼痛不适外，还能引起背痛、上肢内侧疼痛麻木以及整个乳房的疼痛等症状，抻开拉长可以缓解。

（3）三角肌前部紧缩，除引发肩前部疼痛不适外，还能引起抬起上肢时疼痛不适以及受到限制等症状，抻开拉长可以缓解。

（4）抻手三阴经筋，能够增强咽喉、心、肺、胸、胃、胁肋和上肢的功能，有重要的养生保健作用。

（5）胸大肌和胸小肌都位于胸部，与乳腺相邻，它们的紧缩可以刺激乳腺，出现乳腺增生等诸多问题。经常做抱颈缩背式抻筋，可以减少对乳腺的刺激，有预防乳腺增生的作用。

2. 摸肩缩背式（图5-14）

[操作]

（1）坐或站立位。

（2）两腿分开，双肘屈曲、摸同侧肩。

（3）吸气时，双肩外展，挺胸缩背，到最大限度保持。

（4）呼气时放松。

（5）连续呼吸吐纳6次。

本方法抻的是胸大肌下部、胸小肌下部和手三阴经筋。

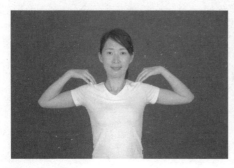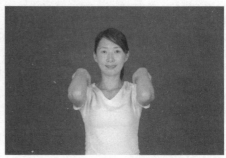

图5-14　摸肩缩背式

[健身功效]

（1）胸大肌下部紧缩，除了可以引起胸痛和心律不齐外，还可以造成"削肩膀""扁平胸"以及女性乳房发育不正常。经常做摸肩缩背式抻筋，可以预防"削肩膀"和"扁平胸"的发生，还能使女性乳房正常发育和丰满。

（2）胸小肌下部紧缩，可以出现前臂、手或指的麻木，以及抬臂或向后伸疼痛或受限，摸肩缩背式抻筋可消除。同时，也可以纠正"削肩膀"和"扁平胸"，并能使乳房正常发育和丰满。

3. 抱肩缩胸式（图5-15）

[操作]

（1）站立位。

（2）两腿分开，双肘屈曲摸对侧肩。

（3）吸气时，双肩前面靠近，拉紧肩后部的肌肉，到最大限度保持。

（4）呼气时放松回复原位。

（5）连续呼吸吐纳6次。

本方法抻的是背阔肌、菱形肌、斜方肌下部和足三阳经筋。

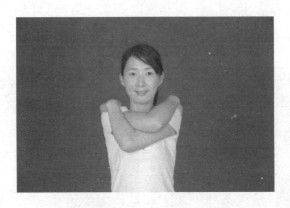

图5-15 抱肩缩胸式

[健身功效]

（1）背阔肌的紧缩可以引起背部中间和外侧疼痛、肋间神经痛，抱肩缩胸式抻筋可以缓解。

（2）菱形肌的收缩可引起胸椎棘突旁疼痛不适，比较特别的是休息比工作时症状更重。

（3）斜方肌下部的紧缩，除可以引起背痛外，还可以牵扯到同侧枕、项部和肩后上部疼痛，抱肩缩胸式抻筋可以缓解。由于斜方肌下部与背阔肌邻近，久坐着工作，背部出现的疲劳和不适感，也可由斜方肌下部紧缩引起，抻它可以消除这些症状。

（4）久坐着工作，背部出现的疲劳和不适感，多由背阔肌、菱形肌和斜方肌下部的紧缩引起，做抱肩缩胸式抻筋，可以消除这些症状。

4. 抱胸扭转式（图5-16）

[操作]

（1）站立位。

（2）两腿分开，双肘屈曲摸对侧肩。

（3）吸气时向左侧旋转，到最大限度保持。

（4）呼气时放松回复原位。

（5）连续呼吸吐纳3次。

（6）吸气时向右侧旋转，到最大限度保持。

（7）呼气时放松回复原位。

（8）连续呼吸吐纳3次。

本方法抻的是背阔肌、斜方肌、横突棘肌和足三阳经筋。

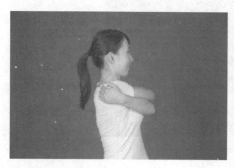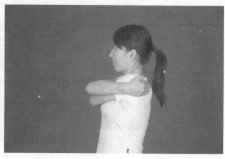

图5-16 抱胸扭转式

[健身功效]

（1）横突棘肌的紧缩，可出现涉及多节脊椎旁深层的疼痛，并可牵扯到周围部分，比较严重的还常被误诊为腰椎间盘突出症。做抱胸扭转式抻筋，可以缓解并预防疼痛不适的发生。

（2）经常做抱胸扭转式抻筋，可以缓解因久坐出现的背部酸痛和胁肋胀痛不适。

（3）经常做抱胸扭转式抻筋，有保护椎间盘、延缓退行性改变以及预防脊柱侧弯和椎间盘突出的作用。

5. 坐躬探足式（图5-17）

[操作]

躬：弯着身体。坐躬：坐着弯着身体。

（1）坐位。

（2）双下肢伸直，两足并拢，双手掌放在大腿前面。

（3）吸气时，身体前屈，两手从下肢前面向下够，尽量接近足背，到最大限度保持。

（4）呼气时，身体直起，两手从下肢前面向上移，回复原位。

（5）连续呼吸吐纳6次。

本方法抻的是骶棘肌和足三阳经筋。

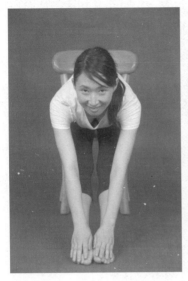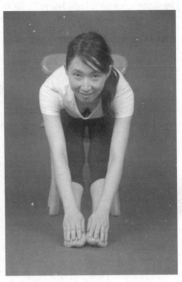

图5-17 坐躬探足式

[健身功效]

（1）骶棘肌和足三阳经筋紧缩，可以引起背部紧绷的"背肌痉挛"、背部疼痛或片状麻木、腰臀部疼痛、心脏不适、胸闷和腹部疼痛等症状。

（2）经常做坐躬探足式，可以缓解久站久坐或长时间重复同一动作所出现的疲劳、酸痛感。

6. 端坐攀天式（图5-18）

[操作]

（1）坐位。

（2）两腿并拢，身体伸直，两臂上举，手心朝上，五指分开伸直，指尖相对。

（3）吸气时，上身向上提升，腰部下沉，到最大限度保持。

（4）呼气时放松。

（5）连续呼吸吐纳6次。

本方法抻的是骶棘肌、背阔肌和足三阳经筋。

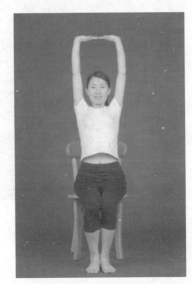

图5-18 端坐攀天式

[健身功效]

减少椎间盘受到的纵向压力，延缓退变，保持正常功能，从而预防颈椎间盘突出、腰椎间盘突出和颈、腰椎骨质增生。

7. 俯仰排浊式（图5-19）

[操作]

（1）站立位。

（2）两手十指交叉抱于头后。

（3）吸气时身体后仰，挺腹缩背，到最大限度保持。

（4）呼气时放松，回复原位。

（5）连续呼吸吐纳3次。

（6）吸气时身体前屈，缩胸拉背，到最大限度保持。

（7）呼气时放松，回复原位。

（8）连续呼吸吐纳3次。

本方法抻的是足三阳和三阴经筋。

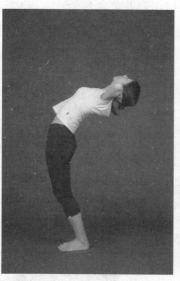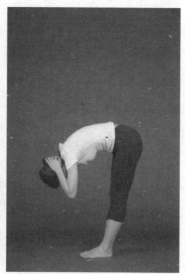

图5-19 俯仰排浊式

[健身功效]

（1）排出胸、腹部浊气。

（2）缓解长时间坐着工作出现的胸闷、气短、胃满、腹胀等不适。

（3）预防驼背、食欲不振和便秘等的发生。

8. 胸挺指撑式（图5-20）

［操作］

（1）稍靠前坐在椅子上。

（2）两手放在身后，十指弯曲，指腹支撑在椅子面上。

（3）吸气时挺胸后仰，指腹用力支撑，到最大限度持续。

（4）呼气时放松。

（5）连续呼吸吐纳6次。

本方法抻的是三角肌前部、胸大肌下部和手三阴经筋。

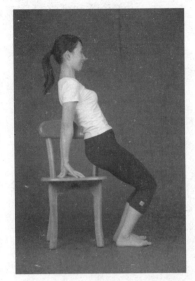

图5-20　胸挺指撑式

［健身功效］

（1）加强上肢血液循环，缓解手指疼痛、麻胀和疲劳。

（2）防止长时间使用鼠标感到手指疼痛不适、力不从心的所谓"鼠标手"症状，还可以预防腕部和手指腱鞘炎的发生。

［注意］

以上术式根据个人身体的柔韧度练习，以自己可以达到的范围为最大限度。

四、腰部的抻筋

"腰者，要也"，是说腰是很重要的部位；"腰者，肾之府"，是说人体重要的肾脏，位于腰部。足见人们对腰部非常重视，腰部健康与否，是身体健康与否的关键。

（一）腰部抻筋的作用

1. 能够减轻腰、背、腿痛和缓解腰、背、腿部疲劳。

2. 能够减轻腹胀、便秘，预防"啤酒肚"的出现。

3. 有利于痛经等妇科症状和性功能障碍等男科症状的康复。

4. 能够增强肾的功能，使身体保持良好状态，提高生活质量。

5. 能够预防和减轻骨质疏松。

（二）腰部抻筋的术式

腰部抻筋的术式有立躬探足式、望云观天式、左倾右倒式、左顾右盼式、吸气挺身式、欠足够天式、挺胸伸腰式、弯腰顾盼式八种。

1. 立躬探足式（图5-21）

[操作]

躬：弯曲身体。立躬：站立着弯曲身体。

（1）站立位。

（2）两足并拢，两手放身体前面。

（3）吸气时，身体前屈，两手从下肢前面尽量接近足背，达到最大限度保持。

（4）呼气时放松，身体伸直，回复原位。

（5）反复呼吸吐纳6次。

本方法抻的是骶棘肌、横突棘肌、腰方肌和足三阳经筋。

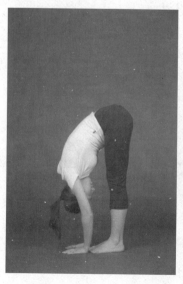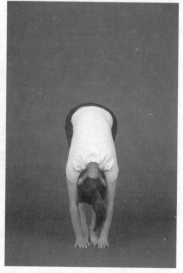

图5-21　立躬探足式

[健身功效]

经常做立躬探足式抻筋，可以预防脊椎侧弯和双下肢假性不等长（俗称"长短腿"），使体态端庄、步履矫健。

2. 望云观天式（图5-22）

[操作]

（1）站立位。

（2）两足分开，两上肢向后背，双手叉腰。

（3）吸气时，身体向后伸展，仰头望天，达到最大限度保持。

（4）呼气时放松，身体直立，回复原位。

（5）反复呼吸吐纳6次。

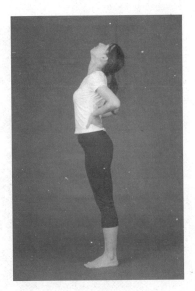

图5-22 望云观天式

本方法抻的是腹直肌和足三阳经筋及足三阴经筋。

[健身功效]

（1）腹直肌的紧缩，可以引起腹痛、腹胀、食欲不振、消化不良以及便秘，抻腹直肌能缓解，还能预防久坐时出现的这些问题。

（2）经常做望云观天式抻筋，可以预防胸闷、腹痛、腹胀、食欲不振、消化不良、下肢静脉曲张和便秘的发生。

3. 左倾右倒式（图5-23）

[操作]

（1）站立位。

（2）两足分开，两上肢背到身后，双手相握。

（3）吸气时，身体向左侧侧屈，达到最大限度保持。

（4）反复呼吸吐纳3次。

（5）呼气时放松，回复原位。

（6）吸气时，身体向右侧侧屈，达到最大限度保持。

（7）呼气时放松，回复原位。

（8）反复呼吸吐纳3次。

本方法抻的是腰方肌、横突棘肌、骶棘肌和足三阳经筋。

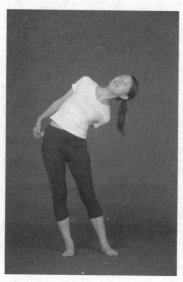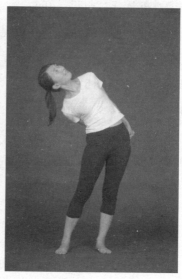

图 5-23　左倾右倒式

［健身功效］

经常做左倾右倒式抻筋，可以疏肝理气，保持平和心态和愉快心情，使工作效率倍增。

4. 左顾右盼式（图 5-24）

［操作］

顾、盼：看。左看看，右看看，形容洋洋自得的样子。晋·左思《咏史》诗："左顾澄江海，右顾无虏胡。"

（1）站立位。

（2）两足分开，两上肢背到身后，双手相握。

（3）吸气时，身体向左侧旋转，达到最大限度保持。

（4）呼气时放松，回复原位。

（5）反复呼吸吐纳 3 次。

（6）吸气时，身体向右侧旋转，达到最大限度保持。

（7）呼气时放松，回复原位。

（8）反复呼吸吐纳 3 次。

本方法抻的是腰方肌、横突棘肌、骶棘肌和足三阳经筋。

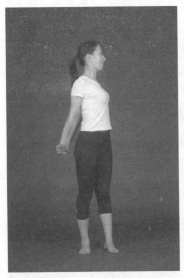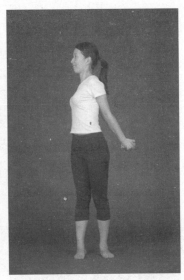

图5-24 左顾右盼式

[健身功效]

由于横突棘肌是稳定脊柱的重要因素，所以经常做左顾右盼式抻筋，可以稳定脊椎，预防脊柱相关疾病的发生。对出现的功能性症状，也可以有效地缓解或消除。

5. 吸气挺身式（图5-25）

[操作]

（1）站立位。

（2）两足分开，双手叉腰。

（3）吸气时，身体向后，展肩、挺腹、伸腰，达到最大限度保持。

（4）呼气时放松，回复原位。

（5）反复呼吸吐纳6次。

本方法抻的是腹直肌和足三阳经筋及足三阴经筋。

[健身功效]

（1）有助于胃肠运化和二便畅通。

（2）具有预防食欲不振、便秘和遗尿的作用。

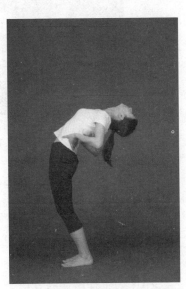

图5-25 吸气挺身式

6. 欠足够天式（图5-26）

［操作］

欠：抬起。够：接近。

（1）站立位。

（2）两足并拢，双上肢上举，双手伸直，手心相对。

（3）吸气时，脚尖欠起，整个身体尽量向上伸展，达到最大限度保持。

（4）呼气时，足跟触地，整个身体放松。

（5）连续呼吸吐纳6次。

本方法抻的是腹直肌、骶棘肌、背阔肌和足三阳经筋及足三阴经筋。

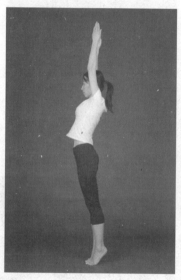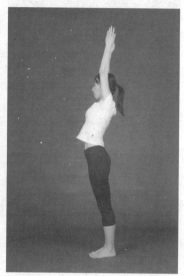

图5-26 欠足够天式

［健身功效］

贯通督脉和任脉、调和阴阳、通畅气机、养脑充髓，有助青年人身心舒畅，老年人延年益寿。

7. 挺胸伸腰式（图5-27）

［操作］

（1）双手扶椅背站立位。

（2）吸气时，左腿向后伸，脚尖离地10cm，保持不动；呼气时放松，脚尖接触地面，反复呼吸吐纳6次。

（3）吸气时，右腿向后伸，脚尖离地10cm，保持不动；呼气时放松，脚尖接触地面，反复呼吸吐纳6次。

本方法抻的是腹直肌、股四头肌和足三阳经筋。

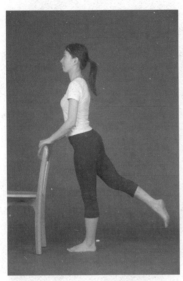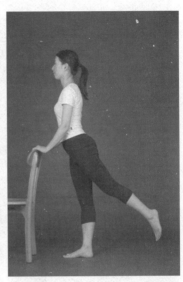

图5-27　挺胸伸腰式

[健身功效]

（1）股四头肌的紧缩，是造成膝关节疼痛、僵硬无力、伸屈受限、"不安腿"（腿总是频繁活动），以及少年儿童"生长痛"（无缘无故膝痛）的罪魁祸首。抻股四头肌，可以缓解和预防这些症状的发生。

（2）缓解腰、膝和腿的麻木刺痛。

（3）预防膝关节劳损和减慢退行性改变的发生。

8. 弯腰顾盼式（图5-28）

[操作]

（1）坐在椅子上。

（2）两手十指交叉抱于头后，身体前屈到最大限度。

（3）吸气时，头颈向左转，感觉右侧肋部的肌肉被拉紧，达到最大限度保持。

（4）呼气时放松，回复原位。

（5）吸气时，头颈向右转，感觉左侧肋部的肌肉被拉紧，达到最大限度保持。

（6）呼气时放松，回到原位。

（7）反复呼吸吐纳6次。

本方法抻的是前锯肌和足三阳、足三阴经筋。

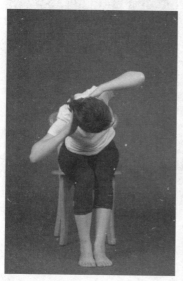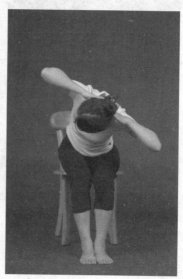

图5-28 弯腰顾盼式

[健身功效]

经常做弯腰顾盼式抻筋，除可以缓解上述症状，还能通过增多氧气吸入，使人精神舒畅。另外，还有减去腰部赘肉的功效。

[注意]

以上术式根据个人身体的柔韧度练习，以自己可以达到的范围为最大限度。

五、肩部的抻筋

肩，除了解剖学上的解释外，还有担负、担当的意思，比如身肩重任。这也正好跟解剖学上的肩部契合，整个上肢就是通过肩关节悬挂在躯体上进行各个方向复杂运动的。为此，保护肩关节不劳损、保证肩关节活动正常就显得非常重要。

（一）肩部抻筋的作用

1. 能够减轻肩、肘、腕、手部疼痛和缓解肩、肘、腕、手部疲劳。

2. 能够减轻由肩肱关节周围肌肉损伤所致的胸、背部闷胀，假性心前区不适等症状。

3. 有利于眩晕、耳鸣、口苦、胁肋胀痛、急躁易怒等肝胆症状的康复。

4. 能够增强肝的功能，使心态平和、身心舒畅、工作效率提高，持续保持良好的社会适应状态。

5. 能够预防"肩周炎"的发生和减轻"肩周炎"的症状。

（二）肩部抻筋的术式

肩部抻筋的术式有兜手摸肩式、翻手摸背式、擎天一柱式、双龙护颈式、伸臂缩胸式、抬肩够背式六种。

1. 兜手摸肩式（图5-29）

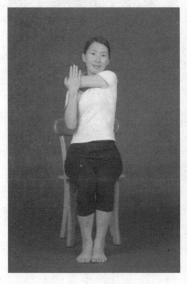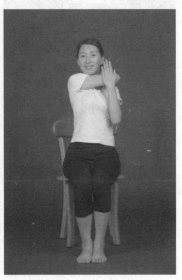

图5-29 兜手摸肩式

[操作]

兜：向内为兜。

（1）站立或坐位。

（2）双上肢在胸前交叉，双手各摸对侧肩部后方。

（3）吸气时，缩胸展背，使肩胛骨背面的肌肉拉紧，达到最大限度保持。

（4）呼气时放松。

（5）反复呼吸吐纳6次。

本方法抻的是冈下肌、三角肌后部和手三阳经筋。

[健身功效]

缓解肩和手臂的僵硬、疼痛和不能侧卧，还能够预防肩周炎的发生。

2. 翻手摸背式（图5-30）

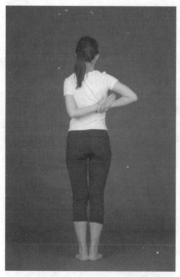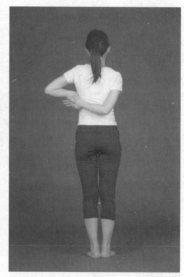

图5-30 翻手摸背式

[操作]

翻：向后为翻。

（1）站立或坐位。

（2）左上肢后伸，屈肘、翻腕、手心触背。

（3）吸气时，手向上移，达到最大限度保持；呼气时放松，回复原位；连续呼吸吐纳3次。

（4）右上肢后伸，屈肘、翻腕、手心触背。

（5）吸气时，手向上移，达到最大限度保持；呼气时放松，回复原位；连续呼吸吐纳3次。

本方法抻的是胸大肌、胸小肌、喙肱肌、三角肌前部和手三阴经筋。

[健身功效]

（1）喙肱肌的紧缩，可以出现肩前部、上肢背面和中指的疼痛或麻木，并限制梳头和向后理顺头发的动作。

（2）经常做翻手摸背式抻筋，可以缓解上肢背面和中指的疼痛或麻木，以及预防肩周炎的发生。

3. 擎天一柱式（图5-31）

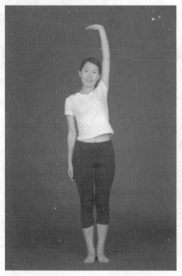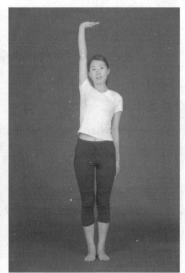

图5-31　擎天一柱式

[操作]

擎：向上托。

（1）站立或坐位，双上肢自然下垂。

（2）吸气时，左上肢向上伸直，尽量伸腕、手心向上，达到最大限度保持，呼气时放松，连续呼吸吐纳3次。

（3）吸气时，右上肢向上伸直，尽量伸腕、手心向上，达到最大限度保持，呼气时放松，连续呼吸吐纳3次。

本方法抻的是尺侧腕屈肌、掌长肌和手三阴经筋。

[健身功效]

缓解长时间写字、画图或"十字绣"时，手腕及手指的疲劳、酸痛。

4. 双龙护颈式（图5-32）

[操作]

（1）站立或坐位。

（2）屈肘后伸，双手从后面分别抱住对侧颈椎旁。

（3）吸气时，双上肢向后，伸展双肩，达到最大限度保持，呼气时放松。

（4）连续呼吸吐纳6次。

本方法抻的是肱三头肌、桡侧伸腕长肌、桡侧伸腕短肌和手三阳经筋。

[健身功效]

缓解肩、肘、腕的疲劳，保持手的轻巧灵

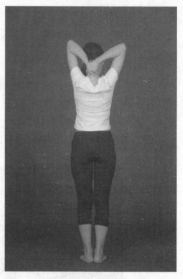

图5-32 双龙护颈式

活，预防肩周炎、网球肘、高尔夫球肘、神经根型颈椎病，以及老年人拿东西不稳，甚或失控。

5. 伸臂缩胸式（图5-33）

[操作]

（1）站立位。

（2）吸气时，双上肢由两侧上举，手心相对，同时仰头看天花板，达到最大限度保持。呼气时放松，回复原位。连续呼吸吐纳3次。

（3）吸气时屈肘、收肩，双手分别摸对侧肩后方，同时低头看地面，达到最大限度保持。呼气时放松，回复原位。连续呼吸吐纳3次。

抻三角肌后部、背阔肌和手三阳经筋。

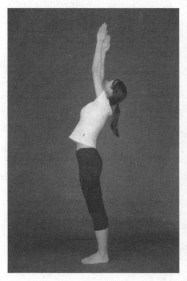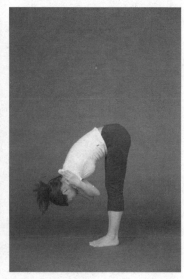

图5-33 伸臂缩胸式

[**健身功效**]

缓解肩、背、上肢的疲劳、无力和酸痛不适。

6. 抬肩够背式（图5-34）

[**操作**]

够：达到。

（1）坐位。

（2）头稍前屈，左肩抬起，屈肘从头后摸到右侧肩后方，右手从头后扳住左肘。

（3）右手拉左肘向下，觉得左侧肩背部肌肉拉紧，达到最大限度保持；反复呼吸吐纳3次。

（4）头稍前屈，右肩抬起，屈肘从头后摸到左侧肩后方，左手从头后扳住右肘。

（5）左手拉右肘向下，觉得右侧肩背部肌肉拉紧，达到最大限度保持；持续呼吸吐纳3次。

本方法抻的是背阔肌、肩胛下肌和手三阳经筋。

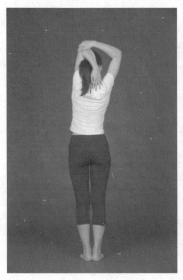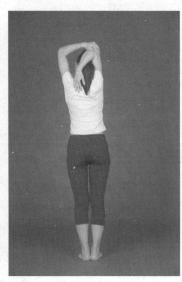

图5-34　抬肩够背式

［**健身功效**］

缓解上肢的疼痛或麻木，预防肩周炎的发生。

［**注意**］

肩周炎患者肩关节活动受限，达不到正常角度，应在不感到太痛的范围内抻筋，切勿活动范围过大，以免造成损伤。

六、肘部的抻筋

肘部是上肢承上启下的活动中心，是保持上肢功能的重要枢纽，由于任何从事手的工作都与肘部有关，所以很容易劳损和受伤，给我们的工作和生活造成困扰，为此就成了我们重点保护的部位。

（一）肘部抻筋的作用

1. 能够减轻肘、肩、腕、手部疼痛和缓解肘、肩、腕、手部疲劳。

2. 有利于胸闷、气短、心慌、心前区不适等肺、心症状的康复。

3. 能够预防"网球肘"的发生和减轻"网球肘"的症状。

4. 能够增强肺、心功能，使抵抗力良好、身体健康。

（二）肘部抻筋的术式

肘部抻筋的术式有蟒蛇转头式、白蟒吐舌式、小鸟啄肩式、伸掌乞天式、内环外转式、外转伸腕式六种。

1. 蟒蛇转头式（图5-35）

[操作]

（1）坐或站立位。

（2）左上肢向前伸直，左手由内向外转至手心朝外，右手扳住左手手背。

（3）吸气时，屈曲左侧腕关节，感觉左前臂背侧肌肉拉紧，达到最大限度保持；呼气时放松。持续呼吸吐纳3次。

（4）右上肢向前伸直，右手由内向外转至手心朝外，左手扳住右手手背。

（5）吸气时，屈曲右侧腕关节，感觉右前臂背侧肌肉拉紧，达到最大限度保持；呼气时放松。持续呼吸吐纳3次。

本方法抻的是桡侧伸腕长肌、桡侧伸腕短肌和手三阳经筋。

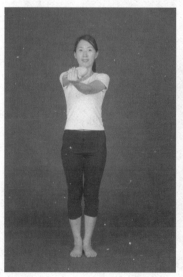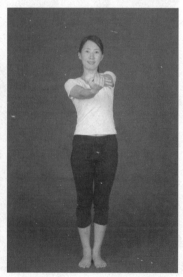

图5-35　蟒蛇转头式

[健身功效]

缓解工作中肘、腕、指的疲劳，并可预防网球肘、腕部腱鞘炎和"鼠标手"的发生。

2. 白蟒吐舌式（图5-36）

[操作]

（1）坐或站立位。

（2）左肘关节屈曲90°，左手转到手心朝前的位置，右手推住左手手掌。

（3）吸气时，屈曲左肘关节，达到最大限度保持；呼气时放松，回复原位。连续呼吸吐纳3次。

（4）右肘关节屈曲90°，右手转到手心朝前的位置，左手推住右手手掌。

（5）吸气时，屈曲右肘关节，达到最大限度保持；呼气时放松，回复原位。连续呼吸吐纳3次。

本方法抻的是尺侧腕屈肌、掌长肌、指屈肌和手三阴经筋。

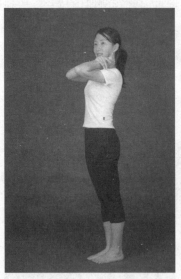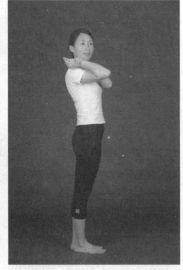

图5-36　白蟒吐舌式

[健身功效]

经常做白蟒吐舌式抻筋，可以缓解打网球、高尔夫球、划船、长途驾驶汽车和长时间弹奏乐器后的肘、腕、指酸痛不适和疲劳感，并可预防腕管综合征、手指腱鞘炎和"鼠标手"的发生。

3. 小鸟啄肩式（图5-37）

[操作]

（1）坐或站立位。

（2）双肘关节屈曲，五指端捏紧朝向同侧肩部。

（3）吸气时，手指接触肩后方，达到最大限度保持；呼气时放松，连续呼吸吐纳6次。

本方法抻的是肱三头肌、指伸肌、尺侧腕伸肌和手三阳经筋。

[健身功效]

缓解因腕部尺侧翘起而引发的疼痛不适（即"鼠标手"），并可预防腕尺管综合征和腕关节劳损的发生。

4. 伸掌乞天式（图5-38）

[操作]

（1）坐或站立位。

（2）双上肢向前平伸，手心朝上。

（3）吸气时，五指分开、伸展；达到最大限度保持；呼气时放松，回复原位；连续呼吸吐纳6次。

本方法抻的是肱二头肌、掌长肌和手三阴经筋。

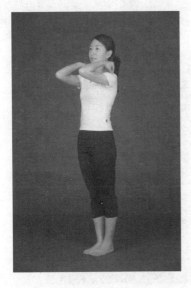 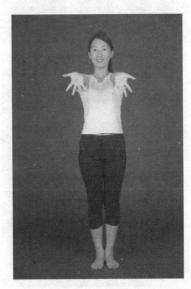

图5-37　小鸟啄肩式　　　　　　图5-38　伸掌乞天式

[健身功效]

（1）长时间操作电脑、十字绣和打麻将，可致腕和手指持续弯曲而劳损，出现疲劳、疼痛、不适或麻胀，经常做伸掌乞天式抻筋，可以缓解。

（2）因为手指的运动会给大脑传递信息，大脑也会反馈，所以经常做伸掌乞天式抻筋，有利于智能的开发以及预防阿尔茨海默病的发生。

5. 内环外转式（图5-39）

[操作]

（1）坐或站立位。

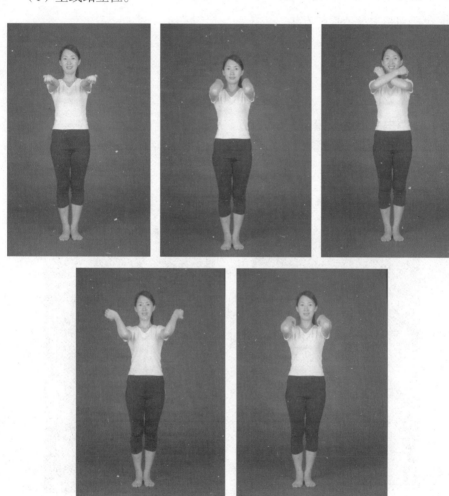

图5-39　内环外转式

（2）双上肢略分开，屈曲肘关节90°，握拳。

（3）肘关节由内向外环转6次。

（4）肘关节由外向内环转6次。

本方法先抻的是桡侧伸腕长肌、桡侧伸腕短肌和手三阳经筋；后抻的是尺侧腕屈肌、掌长肌、指屈肌和手三阴经筋。

［健身功效］

缓解肩、肘、腕的疲劳，预防肩周炎、网球肘、高尔夫球肘、腕管综合征和腕尺管综合征的发生。

6. 外转伸腕式（图5-40）

［操作］

（1）坐或站立位。

（2）双上肢向前平伸、略分开，五指并拢。

（3）吸气时，双手向外转，手心朝向外上方，伸展腕关节；达到最大限度保持；呼气时放松，回复原位；连续呼吸吐纳6次。

本方法抻的是尺侧腕屈肌、掌长肌、指屈肌和手三阴经筋。

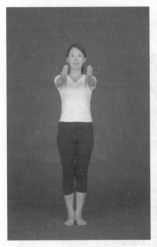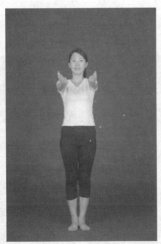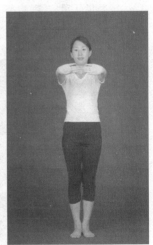

图5-40 外转伸腕式

［健身功效］

缓解肘、腕疲劳，预防高尔夫球肘和腕尺管综合征的发生，以及具有保养肺、心，增强肺、心功能的作用。

[注意]

因外伤等原因，使肘关节达不到正常角度的，应在可以达到的范围内揉筋。

七、腕手部的揉筋

腕手部是活动最频繁、动作最复杂、要求最精细、最容易劳损的部位，一旦损伤就会对工作和生活造成非常大的影响。

（一）腕手部揉筋的作用

1. 能够减轻腕、手、肘、肩部疼痛和缓解腕、手、肘、肩部疲劳。

2. 增强腕、手关节的活动度和控制能力，有助于手部操作的稳定性和灵活性。

3. 能够预防腕腱鞘炎、"鼠标手"及阿尔茨海默病的发生，减轻腕腱鞘炎、"鼠标手"的症状。

（二）腕手部揉筋的术式

腕手部揉筋的术式有童子拜佛式、劳燕分飞式、上倾下斜式、左旋右转式、握拳贯力式、指腹牴牛式、蜷伸交替式七种。

1. 童子拜佛式（图5-41）

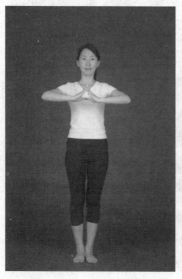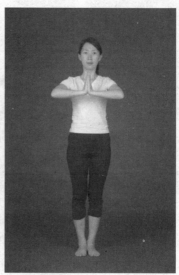

图5-41 童子拜佛式

[操作]

（1）坐或站立位。

（2）抬肩、屈肘、掌心相对，如"合十"拜佛状。

（3）吸气时，掌心贴紧；达到最大限度保持；呼气时放松；连续呼吸吐纳6次。

本方法抻的是桡侧腕屈肌、尺侧腕屈肌、掌长肌和手三阴经筋。

[健身功效]

（1）过多地做用手抓握、扭拉等动作会使桡侧腕屈肌紧缩，出现拇指基底部附近的疼痛，而这种疼痛觉常被误认为是手腕扭伤，抻筋可以缓解这些症状。

（2）缓解频繁使用鼠标和发短信的手指疲劳，又可以增强腕、手关节的活动度和控制能力，有助于手部操作的稳定性和灵活性，又有利于预防腕腱鞘炎、"鼠标手"，以及阿尔茨海默病、冠心病、高血压、神经衰弱等的发生。

2. 劳燕分飞式（图5-42）

[操作]

坐或站立位。

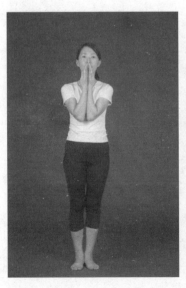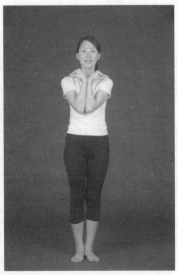

图5-42　劳燕双飞式

（1）屈肘，双侧前臂背侧和手背接触。

（2）吸气时，前臂贴紧，手背分开；达到最大限度保持；呼气时放松回复原位；连续呼吸吐纳6次。

本方法捭的是桡侧伸腕长肌、桡侧伸腕短肌、尺侧伸腕肌、桡侧伸腕肌和手三阳经筋。

[健身功效]

缓解频繁使用鼠标和发短信的手指疲劳，增强腕、手关节的活动度和控制能力，既有助于手部操作的稳定性和灵活性，又有利于预防腕腱鞘炎、"鼠标手"及阿尔茨海默病、冠心病、高血压、神经衰弱等的发生。

3. 上倾下斜式（图5-43）

[操作]

（1）坐或站立位。

（2）双上肢向前伸，四指并拢伸直、拇指朝上展开。

（3）吸气时，腕关节向上（大拇指方向）倾；达到最大限度保持，呼气时放松，回复原位。

（4）吸气时，腕关节向下（小手指方向）斜；达到最大限度保持，呼气时

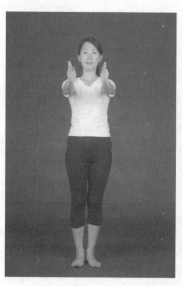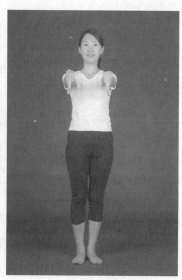

图5-43 上倾下斜式

放松，回复原位。

（5）连续呼吸吐纳6次。

本方法抻的是桡侧伸腕长肌、桡侧伸腕短肌、尺侧腕屈肌、掌长肌、指屈肌和手三阴经筋及手三阳经筋。

[健身功效]

同"劳燕分飞式"。

4. 左旋右转式（图5-44）

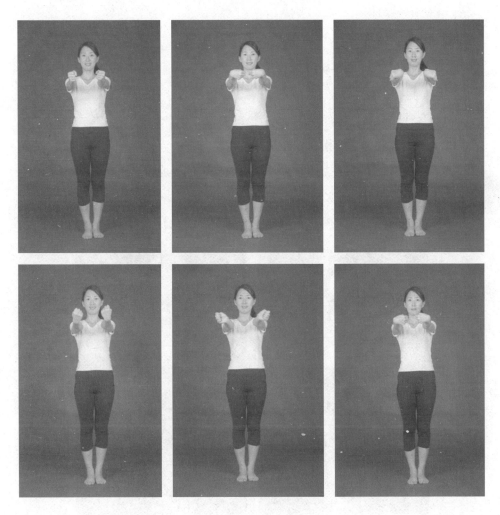

图5-44　左旋右转式

［操作］

（1）坐或站立位。

（2）双上肢前伸，伸直握拳。

（3）腕关节由内向外转6次。

（4）腕关节由外向内转6次。

本方法抻的是桡侧伸腕长肌、桡侧伸腕短肌、尺侧腕屈肌、掌长肌、指屈肌和手三阴经筋及手三阳经筋。

［健身功效］

同"劳燕分飞式"。

5. 握拳贯力式（图5-45）

［操作］

（1）坐或站立位。

（2）双上肢前伸，拇指在外握拳。

（3）吸气时，五指用力握紧；呼气时放松，回复原位。

（4）连续呼吸吐纳6次。

本方法抻的是骨间背侧肌、指伸肌腱和手三阳经筋。

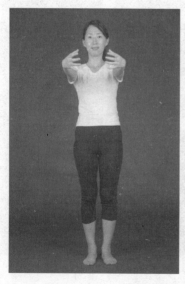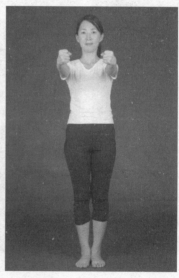

图5-45　握拳贯力式

[健身功效]

同"劳燕分飞式"。

6. 指腹牴牛式（图5–46）

[操作]

牴，用力对撑，如两牛角相牴的斗牛。

（1）坐或站立位。

（2）抬肩、屈肘、两手指腹相触。

（3）吸气时，十指用力支撑；达到最大限度保持；呼气时放松，回复原位。

（4）连续呼吸吐纳6次。

本方法抻的是指屈肌和手三阴经筋。

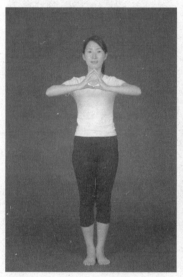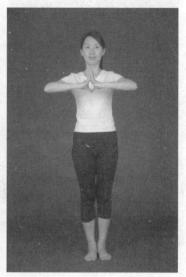

图5–46 指腹牴牛式

[健身功效]

同"劳燕分飞式"。

7. 蜷伸交替式（图5–47）

[操作]

蜷：弯曲。

（1）坐或站立位。

（2）双手向前伸，拇指朝上，手指分开。

（3）吸气时，用力弯曲握紧五指；呼气时，用力伸展分开五指。

（4）连续呼吸吐纳6次。

本方法抻的是腕和手的伸肌和屈肌，以及手三阳和三阴经筋。

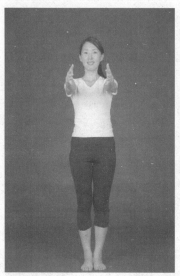 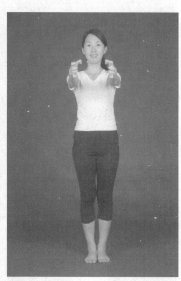

图5-47 蜷伸交替式

[健身功效]

缓解频繁使用鼠标和发短信的手指疲劳，预防手指腱鞘炎和"鼠标手"的发生。

[注意]

抻到可达的最大限度即可，切勿再用力猛抻。

八、髋部的抻筋

髋部是下肢支撑躯体的支点，在承重状态下进行各种活动，非常容易造成劳损和损伤，影响行走和运动，给生活造成极大的不便。

（一）髋部抻筋的作用

1. 能够减轻髋、臀、膝、踝部疼痛和缓解髋、臀、膝、踝部疲劳。

2. 增强下肢的活动度和控制能力，有助于下肢的稳定性和灵活性。

3. 预防腰腿痛、腰椎间盘突出症、"感觉异常性股痛"和腰椎管狭窄发生的作用。

4. 可以使体态轻盈、步履矫健、性生活和谐和保持良好身材。

5. 能够增强脾胃的功能，使饮食消化正常、肌肉强劲有力、身体健壮。

（二）髋部抻筋的术式

髋部抻筋的术式有收髋内转式、展髋外转式、股胸相触式、伸腿殿后式、提踵引力式、前屈后蹬式六种。

1. 收髋内转式（图5-48）

[操作]

（1）坐位。

（2）右外踝放左膝外侧，双手抱住右膝。

（3）吸气时，将右膝向左侧旋转，感觉右侧臀和大腿外侧有牵拉感；达到最大限度保持；呼气时放松，回复原位；连续呼吸吐纳3次。

（4）左外踝放右膝外侧，双手抱住左膝。

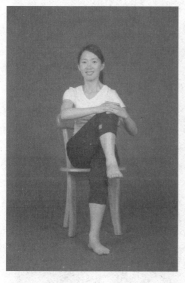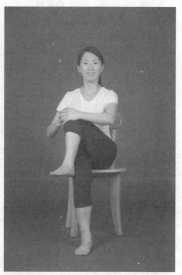

图5-48　收髋内转式

（5）吸气时，将左膝向右侧旋转，感觉左侧臀和大腿外侧有牵拉感；达到最大限度保持；呼气时放松回复原位；连续呼吸吐纳3次。

本方法抻的是阔筋膜张肌、臀大肌和足三阳经筋。

[健身功效]

（1）阔筋膜张肌的紧缩，可以引发臀部外侧、大腿外侧、膝外侧疼痛不适，不能快走，感觉两条腿一长一短，不能向患侧侧卧。

（2）臀大肌的紧缩，可以引发下腰部、臀部、尾骨和大腿外侧僵硬、疼痛、麻木，甚至烧灼感。

（3）经常做收髋内转式抻筋，可以缓解上述症状，还能使体态轻盈、步履矫健，保持良好身材。

（4）预防腰部、髋关节和膝关节病变的发生。

2. 展髋外转式（图5-49）

[操作]

（1）坐位。

（2）将右小腿远端外侧放左膝上方，双手放在右膝内侧。

（3）吸气时，双手向下压右膝内侧，感觉右大腿内侧有牵拉感，达到最大限度保持；呼气时放松，回复原位；连续呼吸吐纳3次。

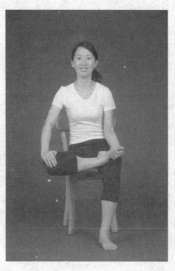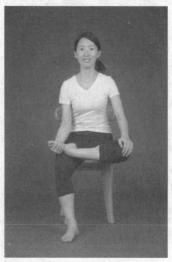

图5-49 展髋外转式

（4）将左小腿远端外侧放右膝上方，双手放在左膝内侧。

（5）吸气时，双手向下压左膝内侧，感觉左大腿内侧有牵拉感，达到最大限度保持；呼气时放松，回复原位；连续呼吸吐纳3次。

本方法揎的是股内收肌群、缝匠肌和足三阴经筋。

[健身功效]

（1）股内收肌群的紧缩，可以引发大腿根、大腿内侧、髋关节、会阴部、膝内侧和小腿内侧疼痛不适，严重者可以因此影响正常的性生活。由于这些感觉似乎来源于骨盆内部和髋关节，因此容易被误认为肠、膀胱、妇科或髋关节的疾病。

（2）缝匠肌的紧缩，可以引发大腿前侧、大腿外侧浅表的烧灼感、麻木、痒和刺痛，被称为"感觉异常性股痛"；侧身躺下把两条腿并起来感觉很不舒服；站立把腿伸向后边，既紧张又不舒服。这些表现，常常被误认为是髋关节或膝关节的病变。

（3）经常做展髋外转式揎筋，可以缓解上述症状，使下肢的运动自如、步履稳健、性生活和谐，并有预防腰部、髋关节和膝关节病变的作用。

3. 股胸相触式（图5-50）

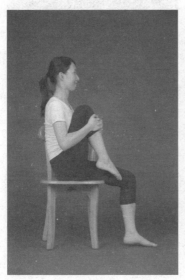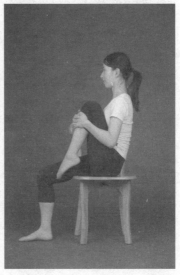

图5-50　股胸相触式

[操作]

（1）坐位。

（2）右下肢屈膝屈髋，双手抱住膝关节前方。

（3）吸气时，上身不动，用力使大腿前面贴紧胸部，达到最大限度保持；呼气时放松，回复原位；连续呼吸吐纳3次。

（4）左下肢屈膝屈髋，双手抱住膝关节前方。

（5）吸气时，上身不动，用力使大腿前面贴紧胸部；达到最大限度保持；呼气时放松，回复原位；连续呼吸吐纳3次。

本方法抻的是大腿后肌群和足三阳经筋。

[健身功效]

（1）大腿后肌群的紧缩，可以引发臀沟、腘窝、小腿后面上部疼痛不适或麻木，容易误诊为"腘窝肌腱炎"和"坐骨神经痛"。

（2）经常做股胸相触式抻筋，可以缓解上述症状，还有预防腰腿痛、腰椎间盘突出症和腰椎管狭窄的作用。

4. 伸腿殿后式（图5-51）

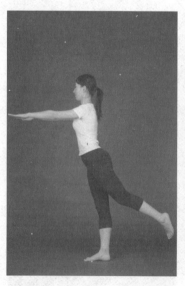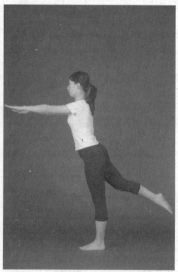

图5-51　伸腿殿后式

[操作]

殿：在最后。

（1）站立位。

（2）双上肢向前平伸，左下肢支撑触地，右下肢后伸。

（3）吸气时，身体直立不动，右下肢尽量向后抬起，达到最大限度保持；呼气时放松，回复原位；连续呼吸吐纳3次。

（4）双上肢向前平伸，右下肢支撑触地，左下肢后伸。

（5）吸气时，身体直立不动，左下肢尽量向后抬起，达到最大限度保持；呼气时放松，回复原位；连续呼吸吐纳3次。

本方法抻的是股四头肌和足三阳经筋。

[健身功效]

缓解下肢疲劳、疼痛不适和下蹲费劲，还有预防腰腿痛、腰椎间盘突出症和腰椎管狭窄的作用。

5. 提踵引力式（图5-52）

[操作]

踵：脚后跟。

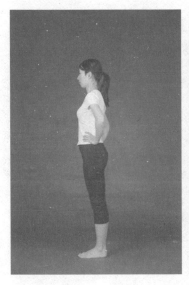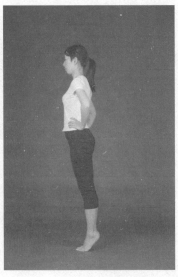

图5-52　提踵引力式

（1）站立位。

（2）双手叉腰，双脚并拢。

（3）吸气时，双足跟提起，成踮起脚尖的样子，达到最大限度保持；呼气时放下，足跟触地；连续呼吸吐纳6次。

本方法抻的是臀大肌、臀中肌、臀小肌和足三阳经筋。

[健身功效]

（1）臀中肌的紧缩，可以引发腰骶部、臀部外侧和足跟疼痛，因此容易被误诊为"腰椎间盘突出症"或"足跟痛"。

（2）臀小肌的紧缩，可以引发腰骶部、臀沟、大腿后侧和外侧、小腿后侧和外侧疼痛不适或麻木，以及不能走远路和跛行。这些表现又容易认为是来自椎管内或椎间盘的病变，以致被误诊为"腰椎间盘突出"或"腰椎管狭窄"。

（3）经常做提踵引力式抻筋，可以缓解上述症状，也能预防腰椎间盘突出和腰椎管狭窄。

6. 前屈后蹬式（图5-53）

[操作]

（1）双手扶墙或椅子站立。

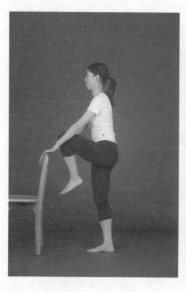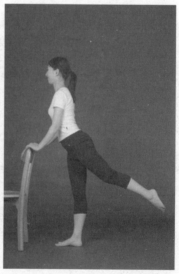

图5-53　前屈后蹬式

（2）左下肢支撑，右脚稍提起悬空。

（3）吸气时屈髋、屈膝，达到最大限度保持；呼气时后蹬；连续呼吸吐纳3次。

（4）右下肢支撑，左脚稍提起悬空。

（5）吸气时屈髋、屈膝；达到最大限度保持；呼气时后蹬；连续呼吸吐纳3次。

本方法抻的是股四头肌和足三阳经筋。

[健身功效]

（1）缓解腰、臀、腿部疼痛不适和麻木。

（2）能预防腰椎间盘突出症和腰椎管狭窄的发生。

[注意]

各方向均以相关肌肉有牵拉感为度，切勿超限。

九、膝部的抻筋

"人老先老腿""腿老先老膝"，是说膝关节的状况是人体衰老与否的重要表现，为此膝关节的保养一直受到极大关注。

（一）膝部抻筋的作用

1. 能够减轻膝、髋、臀、踝部疼痛和缓解膝、髋、臀、踝部疲劳。

2. 增强下肢的活动度和控制能力，有助于下肢的稳定性和灵活性。

3. 有预防腰腿痛、腰椎间盘突出症、膝关节骨性关节炎和腰椎管狭窄发生的作用。

4. 能够使关节滑利、腰膝强劲，体态轻盈、步履矫健和保持良好步态。

5. 能够增强肾的功能，延缓衰老。

（二）膝部抻筋的术式

膝部抻筋的术式有踵臀相触式、伸直贯力式、骑足外翻式、膝内脚外式、腿静髌动式、前弓后绷式六种。

1. 踵臀相触式（图5-54）

［操作］

（1）扶墙或椅子站立位。

（2）左脚支撑触地，右下肢屈髋屈膝，左手扶墙或椅子、右手拉住右踝或脚尖。

（3）吸气时，用力使足跟贴住臀部，达到最大限度保持；呼气时放松；连续呼吸吐纳3次。

（4）右脚支撑触地，左下肢屈髋屈膝，右手扶墙或椅子、左手拉住左踝或脚尖。

（5）吸气时，用力使足跟贴住臀部，达到最大限度保持；呼气时放松；连续呼吸吐纳3次。

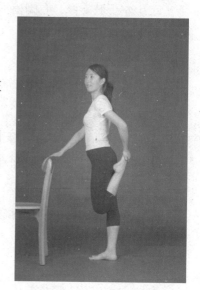

图5-54 踵臀相触式

本方法抻的是股四头肌和足三阳经筋。

［健身功效］

（1）缓解膝、髋部疼痛不适，使膝关节活动自如，年轻人步履轻盈，中年人步履矫健，老年人"人老腿不老"。

（2）有预防膝关节骨性关节炎的作用。

2. 伸直贯力式（图5-55）

［操作］

（1）臀部稍向前坐位。

（2）左脚触地，右下肢伸直，脚跟后侧触地。

（3）吸气时，右下肢用力伸直，达到最大限度保持；呼气时放松，回复原位；连续呼吸吐纳3次。

（4）右脚触地，左下肢伸直，脚跟后侧触地。

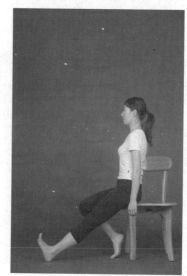

图5-55 伸直贯力式

（5）吸气时，左下肢用力伸直，达到最大限度保持；呼气时放松，回复原位；连续呼吸吐纳3次。

本方法抻的是腘肌、跖肌和足三阳经筋。

[健身功效]

（1）腘肌的紧缩，可以引起膝后部疼痛，蹲坐、跑步、走路、走下坡路或者下楼梯时疼痛会更加严重，并妨碍膝关节的正常屈曲。容易被误诊为肌腱炎、韧带撕裂、半月板或膝部软组织损伤。经常做伸直贯力式抻筋，可以缓解上述症状。

（2）跖肌的紧缩，可以引起膝后部和小腿内后方疼痛不适或麻木，也容易被误诊为肌腱炎、韧带撕裂、半月板或膝部软组织损伤。经常做伸直贯力式抻筋，可以缓解上述症状。

（3）经常做伸直贯力式抻筋，有滑利关节、增强肌力，预防膝关节骨性关节炎的作用。

3. 骑足外翻式（图5-56）

[操作]

（1）臀部稍向前坐位。

（2）左下肢伸直，脚跟触地，右下肢屈髋屈膝、右脚外侧放左脚背上，右手放在右膝内侧。

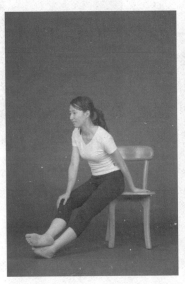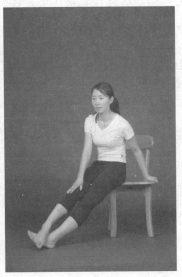

图5-56 骑足外翻式

（3）吸气时，向下压右膝内侧，使右膝关节外翻，达到最大限度保持；呼气时放松；连续呼吸吐纳3次。

（4）右下肢伸直，脚跟触底，左下肢屈髋屈膝、左脚外侧放右脚背上，左手放在左膝内侧。

（5）吸气时，向下压左膝关节，使左膝关节外翻，达到最大限度保持；呼气时放松；连续呼吸吐纳3次。

本方法抻的是股内收肌群和足三阴经筋。

[健身功效]

（1）缓解膝关节疲劳和疼痛不适。

（2）滑利关节、增强肌力。

（3）预防膝关节骨性关节炎的发生。

4. 膝内脚外式（图5-57）

[操作]

（1）臀部稍向前坐位。

（2）左脚触地，右下肢稍外展、屈髋、屈膝，右脚内侧触地，双手放在右膝外侧。

（3）吸气时，双手向下压右膝外侧，使膝关节向内、脚向外，达到最大限度保持；呼气时放松；连续呼吸吐纳3次。

（4）右脚触地，左下肢稍外展、屈髋、屈膝，左脚内侧触地，双手放在左膝外侧。

（5）吸气时，双手向下压左膝外侧，使膝关节向内、脚向外，达到最大限度保持；呼气时放松；连续呼吸吐纳3次。

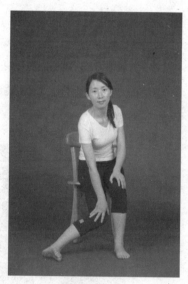

图5-57　膝内脚外式

本方法抻的是阔筋膜张肌和足三阳经筋。

[健身功效]

（1）缓解膝关节疲劳和疼痛不适。

（2）滑利关节、增强肌力。

（3）预防膝关节骨性关节炎和男、妇科症状的发生。

5. 腿静髌动式（图5-58）

[操作]

（1）臀部稍向前坐位。

（2）左脚触地，右下肢伸直、脚跟后部触地，右手放在右髌骨上方。

（3）吸气时，用力向上拉动髌骨，达到最大限度保持；呼气时放松；连续呼吸吐纳6次。

（4）右脚触地，左下肢伸直，脚跟后部触地，左手放在左髌骨上方。

（5）吸气时，用力向上拉动髌骨，达到最大限度保持；呼气时放松；连续呼吸吐纳6次。

本方法抻的是股四头肌和足三阳经筋。

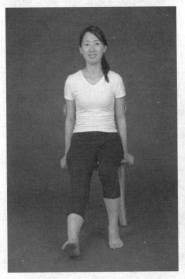
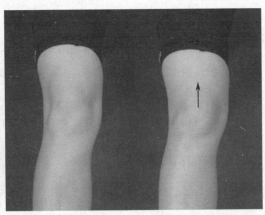

图5-58　腿静髌动式

[健身功效]

（1）缓解膝关节疲劳和疼痛不适。

（2）滑利关节、增强肌力，预防"打软腿"、膝关节骨性关节炎的发生。

6. 前弓后绷式（图5-59）

[操作]

弓，弯曲；绷，用力伸直。

（1）站立位。

（2）呼气时，右腿在前屈曲，左腿后伸、脚前掌触地，觉得左小腿后面肌肉拉紧，达到最大限度保持；呼气时放松，回复原位；持续呼吸吐纳6次。

（3）呼气时，左腿在前屈曲，右腿后伸，脚前掌触地，觉得右小腿后面肌肉拉紧，达到最大限度保持；呼气时放松，回复原位；持续呼吸吐纳6次。

如果不能做到，可以适当缩小两脚的距离。本方法抻的是腓肠肌、比目鱼肌和足三阳经筋。

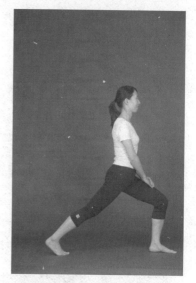

图5-59 前弓后绷式

[健身功效]

（1）缓解小腿后侧肌肉疲劳所致的疼痛不适或麻木。

（2）增强上背部和大腿肌肉的力量和关节活动度。

（3）预防背痛、"打软腿"和膝关节骨性关节炎的发生。

[注意]

患有膝骨性关节炎者，一定要在可达范围内轻柔操作。

十、踝足部的抻筋

踝足部是下肢运动最频繁、活动角度最多的关节，即使是最轻微的问题都会出现腰、臀、髋、膝部不适；而由它引起的下肢力线改变，则会造成腰腿持续、顽固的疼痛不适。

（一）踝足部抻筋的作用

1. 能够减轻踝、足、膝、髋、臀、腰部疼痛和缓解踝、足、膝、髋、臀、腰部疲劳。

2. 增强踝、足关节的活动度和控制能力，有助于下肢的稳定性和灵活性。

3. 能够预防足跟痛、儿童生长痛的发生，缓解足跟痛的症状。

（二）踝足部抻筋的术式

踝足部抻筋的术式有足底上勾式、坐位芭蕾式、脚掌相对式、脚掌相背式、足踝旋转式、欠脚增高式、时聚时分式七种。

1. 足底上勾式（图5-60）

［操作］

（1）坐位。

（2）双下肢伸直，脚跟后部触地。

（3）吸气时，双脚用力向上勾起，感觉小腿后面的肌肉拉紧，达到最大限度保持；呼气时放松，回复原位；连续呼吸吐纳6次。

本方法抻的是腓肠肌、比目鱼肌和足三阳经筋。

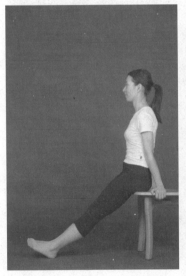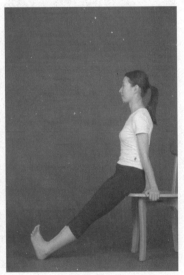

图5-60　足底上勾式

［健身功效］

（1）腓肠肌的紧缩，可以引发腘部外侧、内踝和脚内侧疼痛不适或麻木。

（2）比目鱼肌的紧缩，可以引发腰部、骶髂关节、小腿后侧中部、内踝前侧、跟腱、足跟后侧和下侧疼痛不适或麻木。

（3）经常做足底上勾式抻筋，可以缓解上述症状，加强踝关节的力量和活动度，预防踝关节骨性关节炎的发生。

2. 坐位芭蕾式（图5-61）

[操作]

（1）坐位。

（2）双下肢伸直，脚跟后部触地。

（3）吸气时，脚跟抬起、前脚掌用力向下伸，如跳芭蕾舞脚的姿势，达到最大限度保持；呼气时放松，回复原位；连续呼吸吐纳6次。

本方法抻的是胫骨前肌、趾长伸肌、踇长伸肌和足三阳经筋。

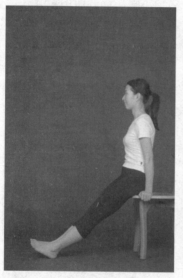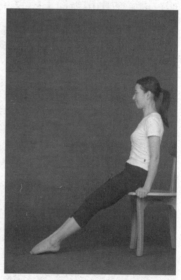

图5-61　坐位芭蕾式

[健身功效]

（1）胫骨前肌的紧缩，可以引发踝关节前部、足部、大脚趾内侧和背侧的无力、僵硬、疼痛或麻木，是小儿脚和踝部"生长痛"的主要原因，大脚趾内侧的疼痛也常被误认为是痛风。

（2）趾长伸肌的紧缩，可以引发踝关节前方、1~4趾趾尖疼痛不适，第1和2趾骨背侧麻木，以及腿前部肌肉无力和抬脚困难。

（3）踇长伸肌的紧缩，可以引发踇趾背侧、踝关节前方疼痛不适或麻木。

（4）经常做坐位芭蕾式抻筋，可以缓解上述症状，解除用力踢足球、不停地踩油门和刹车、长途骑自行车、长时间爬楼梯导致的疲劳，以及预防儿童生长痛的发生。

3. 脚掌相对式（图5-62）

[操作]

（1）坐位。

（2）双下肢屈髋、屈膝，脚外侧触地。

（3）吸气时，用力把踝关节内翻、脚掌相对，达到最大限度保持；呼气时放松，回复原位；连续呼吸吐纳6次。

本方法抻的是趾长伸肌、腓肠肌外侧头和足三阳经筋。

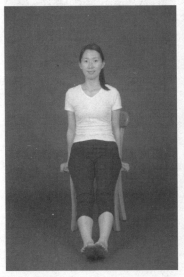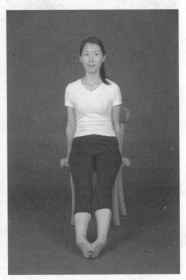

图5-62 脚掌相对式

[健身功效]

（1）增强足、踝部的肌力和活动度，解除用力踢足球、不停地踩油门和刹车、长途骑自行车、长时间爬楼梯的疲劳。

（2）预防足跟痛的发生。

4. 脚掌相背式（图5-63）

[操作]

（1）稍前坐位，双手撑在椅子上。

（2）双下肢屈髋、屈膝，脚内侧触地。

（3）吸气时，用力把踝关节外翻，脚底向外相背，达到最大限度保持；呼气时放松，回复原位；连续呼吸吐纳6次。

本方法抻的是腓肠肌内侧头和足三阴经筋。

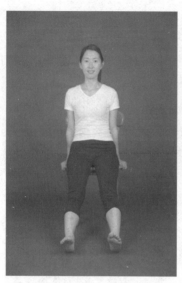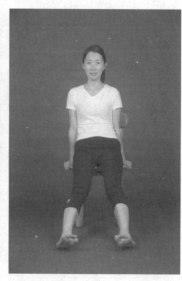

图5-63　脚掌相背式

[健身功效]

同"脚掌相对式"。

5. 足踝旋转式（图5-64）

[操作]

（1）坐位。

（2）左脚触地，右小腿下部外侧放左大腿前面。

（3）右踝关节由外向内旋转10次；右踝关节由内向外旋转10次。

（4）右脚触地，左小腿下部外侧放右大腿前面。

（5）左踝关节由外向内旋转10次；左踝关节由内向外旋转10次。

本方法抻的是腓肠肌、比目鱼肌、胫骨前肌、姆长伸肌、趾长伸肌和足三阳经筋及足三阴经筋。

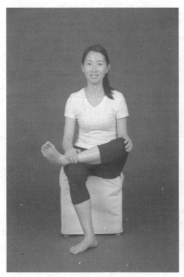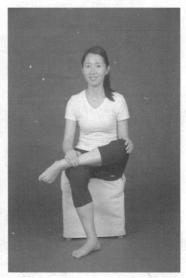

图5-64 足踝旋转式

[健身功效]

同"脚掌相对式"。

6. 欠脚增高式(图5-65)

[操作]

欠：抬起。

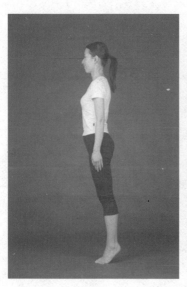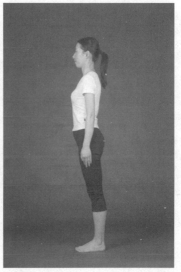

图5-65 欠脚增高式

（1）站立位。

（2）双下肢略分开。

（3）吸气时，双脚前部触地、脚跟提起，达到最大限度保持；呼气时放松，回复原位；连续呼吸吐纳6次。

本方法抻的是腓肠肌内侧头、趾短屈肌和足三阴经筋。

［健身功效］

（1）趾短屈肌的紧缩，可以引发足底前方和后方疼痛、足部酸痛、足底的无力和足弓消失。

（2）增强足、踝部的肌力和活动度，解除用力踢足球、不停地踩油门和刹车、长途骑自行车、长时间爬楼梯的疲劳。

（3）预防足跟痛和扁平足的发生。

7. 时聚时分式（图5-66）

［操作］

（1）坐位。

（2）两脚分开同肩宽，脚底接触地面。

（3）吸气时，双脚以脚后跟为轴，脚尖向内转动相聚，达到最大限度保持；呼气时放松，回复原位。

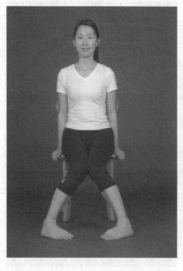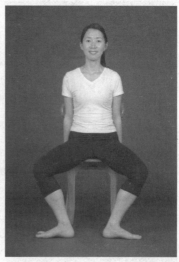

图5-66 时聚时分式

（4）吸气时，双脚以脚后跟为轴，脚尖向外转动分开，达到最大限度保持；呼气时放松，回复原位。

（5）反复呼吸吐纳6次。

本方法抻的是胫骨前肌、腓骨肌和足三阳及足三阴经筋。

[**健身功效**]

（1）腓骨肌的紧缩，可以引发小腿外侧、踝前部、脚外侧、脚后跟外侧的疼痛不适或麻木，以及踝、足无力。

（2）经常做时聚时分式抻筋，可以增强足、踝部的肌力和活动度，解除用力踢足球、不停地踩油门和刹车、长途骑自行车、长时间爬楼梯的疲劳。

（3）经常做时聚时分式抻筋，能够预防踝关节骨性关节炎的发生。

[**注意**]

踝关节活动角度每个人不同，应因人而异，以可达到的最大角度为度抻筋。

第四节　卧位的抻筋

站和坐位的抻筋，是在人体承受由体重和地面反作用力形成的纵向应力情况下进行的，这种应力会影响抻某些筋的效果。而卧位抻筋，是在没有这种应力情况下进行的，不会影响抻筋效果，二者配合，相得益彰。

卧位抻筋的术式，分为颈椎的卧位抻筋、胸椎的卧位抻筋、腰椎的卧位抻筋和下肢的卧位抻筋四类，分别配合相应部位的站或坐位抻筋一起练习。

一、颈椎的卧位抻筋

1. 屈颈望胸式（图5–67）

[**操作**]

（1）头垫枕仰卧位。

（2）双手指交叉，抱在头后部。

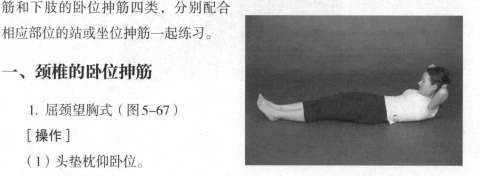

图5–67　屈颈望胸式

（3）吸气时，将头提起，达到最大限度保持；呼气时放松，回复原位；连续呼吸吐纳6次。

年老体弱的人，可改为垫高枕头，形成抬头的姿势，稍用力离开枕头，达到最大限度保持，无力时就放松触到枕头，连续3次。

本方法抻的是斜方肌上部、头半棘肌和足三阳经筋。

［健身功效］

（1）缓解颈项部肌肉疲劳所致的疼痛不适或麻木。

（2）增强颈项肌肉的力量和关节的活动度。

（3）预防颈椎间盘退变、颈椎病和颈椎脊柱相关疾病的发生。

2. 仰头觑天式（图5-68）

［操作］

觑：音趣，看、窥探。

（1）俯卧位；双手指交叉，放在头后部。

（2）吸气时将头提起，达到最大限度保持；呼气时放松，回复原位。

（3）连续呼吸吐纳6次。

年老体弱的人，可改为前额垫枕头，形成抬头的姿势，稍用力离开枕头，达到最大限度保持，无力时就放松触到枕头，连续6次。

本方法抻的是颈阔肌、二腹肌、下颌舌骨肌和手三阳经筋。

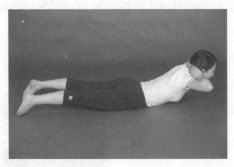

图5-68　仰头觑天式

［健身功效］

同"屈颈望胸式"。

3. 侧耳听风式（图5-69）

[操作]

（1）侧卧位。

（2）左手向前伸出，用右手抱住头左侧。

（3）吸气时，将头向右侧侧屈，达到最大限度保持；呼气时放松，回复原位；连续呼吸吐纳3次。

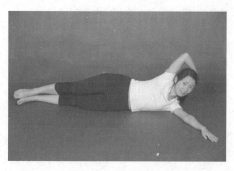

图5-69　侧耳听风式

（4）右手向前伸出，用左手抱住头右侧。

（5）吸气时，将头向左侧侧屈，达到最大限度保持；呼气时，放松，回复原位；连续呼吸吐纳3次。

本方法抻的是前中后斜角肌、肩胛提肌和手三阳经筋。

[健身功效]

（1）缓解颈项部和上肢肌肉疲劳所致的疼痛不适或麻木。

（2）增强颈项和上肢肌肉的力量和关节的活动度。

（3）预防颈椎间盘退变、颈椎病、肩周炎和颈椎脊柱相关疾病的发生。

4. 前瞻后顾式（图5-70）

[操作]

瞻：往上或往前看。顾：回头看。

（1）头垫枕仰卧位。

（2）用左手扳住右下颌，将头向左侧旋转，达到最大限度保持；呼气时放松，回复原位；连续呼吸吐纳3次。

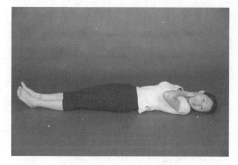

图5-70　前瞻后顾式

（3）用右手扳住左下颌，将头向右侧旋转，达到最大限度保持；呼气时放松，回复原位；连续呼吸吐纳3次。

本方法抻的是胸锁乳突肌、头夹肌、颈夹肌、肩胛提肌和手三阳经筋。

[健身功效]

同"侧耳听风式"。

二、胸椎的卧位抻筋

1. 项背仰屈式（图5-71）

[操作]

（1）仰卧位。

（2）双上肢向外平伸，手心向上。

（3）吸气时，腰部不动，头颈前屈、背部离开床面，达到最大限度保持；呼气时放松，回复原位。

（4）连续呼吸吐纳6次。

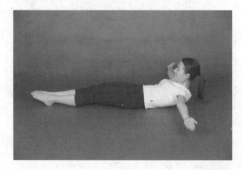

图5-71 项背仰屈式

年老体弱的人，可改为在颈背部垫被子，形成颈背部抬起的姿势，稍用力离开被子，达到最大限度保持，无力时就放松触到被子，连续6次。

本方法抻的是骶棘肌胸段、棘上韧带胸段和足三阳经筋。

[健身功效]

（1）缓解项背和腰部肌肉疲劳所致的疼痛不适或麻木。

（2）增强项背和腰部肌肉的力量和关节的活动度。

（3）预防胸椎间盘退变、胸椎脊柱相关疾病以及颈椎病、腰椎病的发生。

2. 颈背俯伸式（图5-72）

[操作]

（1）俯卧位。

（2）双上肢向外平伸，手心向下。

（3）吸气时，腰部不动，胸部抬起离开床面，达到最大限度保持；呼气时放松，回复原位。

（4）连续呼吸吐纳6次。

年老体弱的人，可改为在上胸部

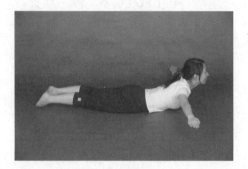

图5-72 颈背俯伸式

垫被子，形成腹部抬起的姿势，稍用力离开被子，达到最大限度保持，无力时就放松触到被子，连续6次。

本方法抻的是胸大肌、胸小肌、三角肌前部和手三阴经筋。

［健身功效］

（1）缓解颈背和肩部肌肉疲劳所致的疼痛不适或麻木。

（2）增强颈背和肩关节肌肉的力量和关节的活动度。

（3）预防颈椎间盘退变、颈椎脊柱相关疾病以及颈椎间盘突出症和肩周炎的发生。

3. 仰卧侧拉式（图5-73）

［操作］

（1）仰卧位。

（2）双上肢放在身体两侧。

（3）吸气时，腰和下肢不动，身体向左侧屈，达到最大限度保持；呼气时放松，回复原位；连续呼吸吐纳3次。

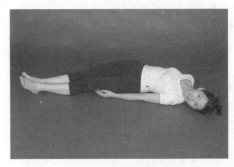

图5-73 仰卧侧拉式

（4）吸气时，腰和下肢不动，身体向右侧屈，达到最大限度保持；呼气时放松，回复原位；连续呼吸吐纳3次。

本方法抻的是斜方肌下部、背阔肌、上后锯肌和足三阳经筋。

［健身功效］

（1）缓解背和腰部肌肉疲劳所致的疼痛不适或麻木。

（2）增强背和腰部肌肉的力量和关节的活动度。

（3）预防胸、腰椎间盘退变，胸、腰椎脊柱相关疾病以及胸椎间盘突出症和腰椎间盘突出症的发生。

4. 仰卧扭转式（图5-74）

［操作］

（1）仰卧位。

（2）双上肢放在身体两侧。

（3）吸气时，髋骨不动，身体向左旋转，右上肢从胸前穿过拉住左侧床沿协助，达到最大限度保持；呼气时放松，回复原位；连续呼吸吐纳

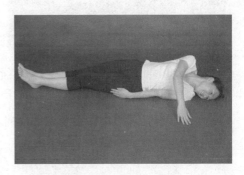

图5-74 仰卧扭转式

3次。

（4）吸气时，身体向右旋转，左上肢从胸前穿过拉住右侧床沿协助，达到最大限度保持；呼气时放松，回复原位；连续呼吸吐纳3次。

本方法抻的是斜方肌下部、背阔肌、上后锯肌和足三阳经筋。

［健身功效］

同"仰卧侧拉式"。

三、腰椎的卧位抻筋

1. 仰卧够脚式（图5-75）

［操作］

够：接近、达到。

（1）仰卧位。

（2）双下肢伸直，手掌放在大腿前面。

（3）吸气时，身体抬起，双手尽量够脚，达到最大限度保持；呼气时放松，回复原位。

（4）连续呼吸吐纳6次。

本方法抻的是骶棘肌腰段、棘上韧带腰段和足三阳经筋。

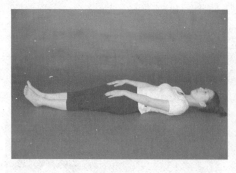 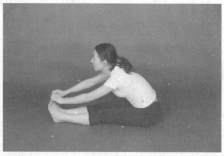

图5-75 仰卧够脚式

［健身功效］

（1）缓解腰部肌肉疲劳所致的疼痛不适或麻木，妇科和男科症状。

（2）增强腰部肌肉的力量和关节的活动度。

（3）预防腰椎间盘退变，腰椎脊柱相关疾病以及腰椎间盘突出症的发生。

2. 俯卧后伸式（图5-76）

[**操作**]

（1）俯卧位。

（2）双上肢后伸，双手在骶部交叉握紧。

（3）吸气时，身体后仰，胸部离开床面，达到最大限度保持；呼气时放松，回复原位。

（4）连续呼吸吐纳6次。

年老体弱的人，可改为在胸部垫被子，形成身体后仰的姿势，稍用力离开被子，达到最大限度保持，无力时就放松触到被子，连续3次。

本方法抻的是腹直肌和足三阴经筋。

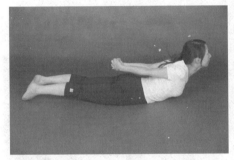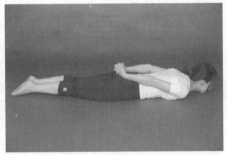

图5-76 俯卧后伸式

[**健身功效**]

（1）缓解腹部肌肉疲劳所致的疼痛不适或麻木，妇科和男科症状。

（2）增强腹部肌肉的力量。

（3）有利消化吸收，预防"啤酒肚"、产后腹部松弛下坠和便秘的发生。

3. 抱肩侧屈式（图5-77）

[**操作**]

（1）侧卧位，双手抱对侧肩。

（2）吸气时，身体向左侧侧屈，离开床面，达到最大限度保持；呼气时放松，回复原位；连续呼吸吐纳3次。

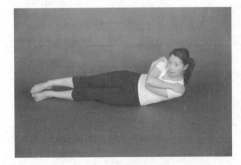

图5-77 抱肩侧屈式

（3）侧卧位，双手抱对侧肩。

（4）吸气时，身体向右侧侧屈，离开床面，达到最大限度保持；呼气时放松，回复原位；连续呼吸吐纳3次。

年老体弱的人，可改为在腰部侧面垫被子，形成身体侧屈的姿势离开被子，达到最大限度保持，无力时就放松触到被子，连续3次。

本方法押的是腰方肌、横突间肌和足三阳经筋。

［健身功效］

（1）缓解腰部肌肉疲劳所致的疼痛不适或麻木，妇科和男科症状。

（2）增强腰部肌肉的力量和关节的活动度。

（3）预防腰椎间盘退变、腰椎相关疾病、腰肌劳损以及腰椎间盘突出症的发生。

4. 拉床旋转式（图5-78）

［操作］

（1）仰卧位。

（2）左上肢从胸前穿过、手扳住右侧床沿或右肩。

（3）吸气时，右手协助，将身体向左旋转，达到最大限度保持；呼气时放松，回复原位；连续呼吸吐纳3次。

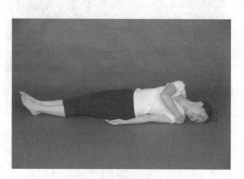

图5-78 拉床旋转式

（4）右上肢从胸前穿过、手扳住左侧床沿或左肩。

（5）吸气时，左手协助，将身体向右旋转，达到最大限度保持；呼气时放松，回复原位；连续呼吸吐纳3次。

本方法押的是下后锯肌、腹外斜肌、腹内斜肌和足三阳经筋、足三阴经筋。

［健身功效］

（1）缓解背、腰和腹部肌肉疲劳所致的疼痛不适或麻木，妇科和男科症状。

（2）增强背、腰和腹部肌肉的力量。

（3）预防胸、腰椎间盘退变，胸、腰椎脊柱相关疾病，胸椎间盘突出症和腰椎间盘突出症，以及"啤酒肚"、产后腹部松弛下坠和便秘的发生。

5. 肘撑挺腹式（图5-79）

[操作]

（1）仰卧位，双肘接触床面支撑。

（2）吸气时，挺胸腹，腰臀离开床面，达到最大限度保持；呼气时放松，回复原位。

（3）连续呼吸吐纳6次。

本方法抻的是腹直肌、胸大肌和足三阴经筋。

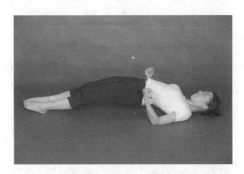

图5-79　肘撑挺腹式

[健身功效]

（1）缓解胸腹部肌肉疲劳所致的疼痛不适或麻木，妇科和男科症状。

（2）增强胸腹部肌肉的力量。

（3）预防胸椎间盘退变，胸椎脊柱相关疾病，胸椎间盘突出症、胸闷、胁胀以及"啤酒肚"、产后腹部松弛下坠和便秘的发生。

6. 退避三舍式（图5-80）

[操作]

古代行军以三十里为一舍，"退避三舍"比喻对人让步或回避，此处形容向后缩。

（1）跪位，两手支撑，双膝及小腿前面接触床面。

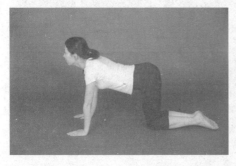
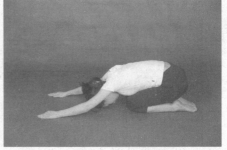

图5-80　退避三舍式

（2）吸气时，身体退避后缩，臀部接触脚后跟，达到最大限度保持；呼气时，身体向前，回复原位。

（3）反复呼吸吐纳6次。

本方法抻的是胸大肌、骶棘肌、腹直肌、横突棘肌及足三阳和三阴经筋。

[健身功效]

（1）缓解背、腰和腹部肌肉疲劳所致的疼痛不适或麻木，妇科和男科症状。

（2）增强背、腰和腹部肌肉的力量。

（3）预防胸、腰椎间盘退变，胸、腰椎脊柱相关疾病，胸椎间盘突出症、腰椎间盘突出症以及"啤酒肚"、产后腹部松弛下坠和便秘的发生。

7. 夹腿望天式（图5-81）

[操作]

（1）仰卧位，两肘在后支撑，两膝之间夹一个矿泉水瓶。

（2）吸气时，身体抬起，臀部离开床面，达到最大限度保持；呼气时放松，臀部接触床面。

（3）反复呼吸吐纳6次。

本方法抻的是腹直肌和足三阴经筋。

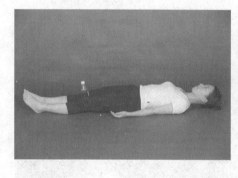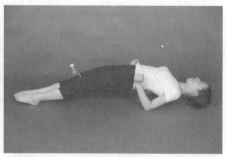

图5-81 夹腿望天式

[健身功效]

（1）缓解腹部肌肉疲劳所致的疼痛不适或麻木，妇科和男科症状。

（2）增强腹部肌肉的力量。

（3）预防腹胀、食欲不振、便秘、"啤酒肚"和产后腹部松弛下坠的发生。

四、下肢的卧位抻筋

1. 抬腿勾脚式（图5-82）

［操作］

（1）仰卧位，双下肢伸直。

（2）吸气时，左下肢抬起，勾起脚背，达到最大限度保持；呼气时放松，落下回复原位；连续呼吸吐纳3次。

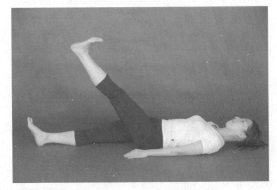

图5-82 抬腿勾脚式

（3）吸气时，右下肢抬起，勾起脚背，达到最大限度保持；呼气时放松，落下回复原位；连续呼吸吐纳3次。

（4）吸气时，双下肢抬起，勾起脚背，达到最大限度保持；呼气时放松，落下回复原位；连续呼吸吐纳3次。

本方法抻的是股后肌群、腘肌、跖肌、腓肠肌、比目鱼肌和足三阳经筋。

［健身功效］

（1）缓解腿后部肌肉疲劳所致的疼痛不适或麻木。

（2）增强腿后部肌肉的力量和关节活动度。

（3）预防坐骨神经痛、下肢无力和小腿肚抽筋的发生。

2. 后拉伸脚式（图5-83）

［操作］

（1）侧卧位。

（2）双下肢伸直。

（3）吸气时，左下肢屈膝后伸，用左手抓住左踝协助，达到最大限度保持；呼气时放松，回复原位；连续呼吸吐纳3次。

（4）双下肢伸直。

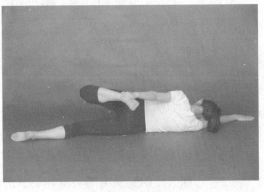

图5-83 后拉伸脚式

（5）吸气时，右下肢屈膝后伸，用右手抓住右踝协助，达到最大限度保持；呼气时放松，回复原位；连续呼吸吐纳3次。

年老体弱的人，可改为在后伸的大腿下面垫被子，形成身体后仰的姿势，稍用力离开被子，达到最大限度保持，无力时就放松触到被子上，连续3次。

本方法拊的是股四头肌、胫骨前肌、姆长伸肌、趾长伸肌和足三阳经筋。

[健身功效]

（1）缓解腿前部肌肉疲劳所致的疼痛不适或麻木。

（2）增强腿前部肌肉的力量和关节活动度。

（3）预防"打软腿"、抬腿无力和膝关节骨性关节炎的发生。

3. 一曲一直式（图5-84）

[操作]

（1）仰卧位。

（2）右下肢伸直，左下肢屈膝屈髋、外踝放在右髌骨上方。

（3）吸气时，左下肢向外翻，膝外侧接触床面，达到最大限度保持；呼气时放松，回复原位；连续呼吸吐纳3次。

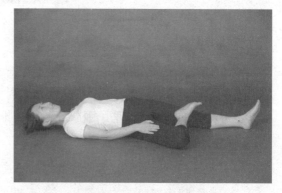

图5-84　一曲一直式

（4）左下肢伸直，右下肢屈膝屈髋、外踝放在左髌骨上方。

（5）吸气时，右下肢向外翻，膝外侧接触床面，达到最大限度保持；呼气时放松，回复原位；连续呼吸吐纳3次。

年老体弱的人，可减少难度，改把外踝放在对侧膝内侧床面上，外翻到可达角度，保持连续呼吸吐纳3次的时间。

本方法拊的是股内收肌群、腓肠肌内侧头和足三阴经筋。

[健身功效]

（1）缓解大腿内侧肌肉疲劳所致的疼痛不适或麻木。

（2）增强大腿内侧肌肉的力量和关节活动度。

（3）预防性功能障碍、男科病、妇科病和股骨头缺血性坏死的发生。

4. 一正一反式（图5-85）

[操作]

（1）仰卧位。

（2）右下肢伸直，左下肢屈膝屈髋、脚放在右膝外侧，右手扳住左膝外侧协助。

（3）吸气时，将左下肢内翻，达到最大限度保持；呼气时放松，回复原位；连续呼吸吐纳3次。

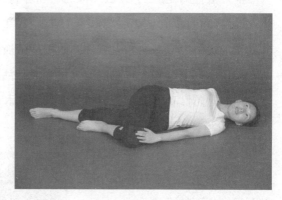

图5-85　一正一反式

（4）左下肢伸直，右下肢屈膝屈髋、脚放在左膝外侧，左手扳住右膝外侧协助。

（5）吸气时，将右下肢内翻，达到最大限度保持；呼气时放松，回复原位；连续呼吸吐纳3次。

本方法抻的是阔筋膜张肌、腓肠肌外侧头和足三阳经筋。

[健身功效]

（1）缓解大腿外侧肌肉疲劳所致的疼痛不适或麻木。

（2）增强大腿肌肉的力量和关节活动度。

（3）预防股外侧皮神经痛和股骨头缺血性坏死的发生。

5. 上合下分式（图5-86）

[操作]

（1）仰卧位。

（2）双上肢向外平伸，手心向上，双下肢并拢。

（3）吸气时，双上肢内收，在胸前掌心相对，双下肢外展分开，达到最大限度保持；呼气时放松，回复原位。

（4）反复呼吸吐纳6次。

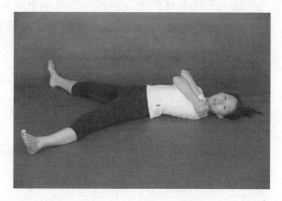

图5-86　上合下分式

本方法抻的是肱三头肌、背阔肌、股内收肌群和手三阳及足三阴经筋。

[健身功效]

（1）缓解上臂后面和大腿外侧肌肉疲劳所致的疼痛不适或麻木。

（2）增强上臂和大腿肌肉的力量和关节活动度。

（3）预防性功能障碍、男科病、妇科病和股骨头缺血性坏死的发生。

6. 分道扬镳式（图5-87）

[操作]

（1）两手支撑、双膝及小腿前面接触床面的跪位。

（2）吸气时，右手离开床面向前伸，左腿离开床面向后伸，达到最大限度保持；呼气时放松，回到原位；反复呼吸吐纳3次。

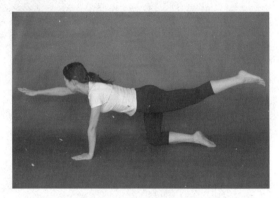

图5-87　分道扬镳式

（3）吸气时，左手离开床面向前伸，右腿离开床面向后伸，达到最大限度保持；呼气时放松，回到原位；反复呼吸吐纳3次。

本方法抻的是背阔肌、股四头肌和手三阳及足三阳经筋。

[健身功效]

（1）缓解背部和大腿前侧肌肉疲劳所致的疼痛不适或麻木。

（2）增强上背部和大腿肌肉的力量和关节活动度。

（3）预防背痛、"打软腿"和膝关节骨性关节炎的发生。

7. 膝髋双分式（图5-88）

[操作]

（1）仰卧位。

（2）双膝屈曲并拢，足心接触床面。

（3）吸气时，双膝向外分开，达到最大限度保持；呼气时放松，回复原位。

（4）反复呼吸吐纳6次。

本方法抻的是股内收肌群和足三阴经筋。

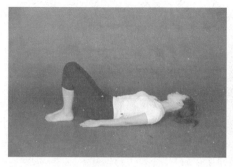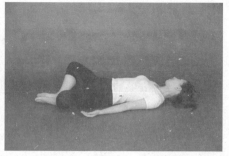

图5-88　膝髋双分式

[健身功效]

（1）缓解大腿内侧肌肉疲劳所致的疼痛不适或麻木。

（2）增强大腿肌肉的力量和关节活动度。

（3）预防性功能障碍、男科病、妇科病和股骨头缺血性坏死的发生。

8. 空蹬单车式（图5-89）

[操作]

单车，就是自行车。

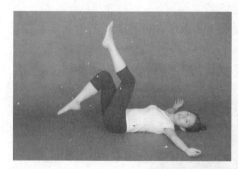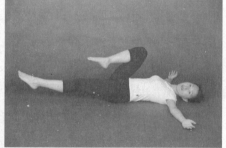

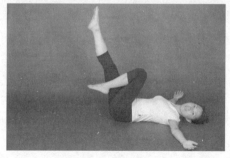

图5-89　空蹬单车式

（1）仰卧位。

（2）双下肢提起，像蹬自行车一样。

（3）连续空蹬10圈。

本方法抻的是股四头肌、股二头肌、半腱肌、半膜肌和足三阳及足三阴经筋。

[健身功效]

（1）缓解膝关节疲劳和疼痛不适。

（2）能滑利关节、增强肌力，预防膝关节骨性关节炎的发生。

[注意]

年老体弱和身体柔韧度较差的人，如做起来有困难，就不要勉强，改做站和坐位的抻筋。

第五节　连续动作的抻筋

站、坐和卧位的抻筋术式，大多是较为简单的单向动作，适于初学和年老体弱者练习。而连续动作的抻筋术式，则是较为复杂、多方向的连续动作，适于抻过一段时间和年轻体健者练习。在练习的过程中，每个人还是要根据自己的具体情况，因人而异地选择站、坐、卧位和连续动作抻筋术式。

连续动作的抻筋术式，有反握回旋式、顺逆推磨式、旱地划船式、胸腹环转式、三向给力式、双翅展缩式、顺逆环转式、开腋转腰式、摸嘴掏兜式、掌心摩顶式、腰胯回旋式11种。

1. 反握回旋式（图5-90）

[操作]

（1）坐或站立位。

（2）双上肢伸直，两手平行伸向身体前方，与肩同高，手背相对，掌心朝外，拇指向下。

（3）十指交叉相握。

（4）吸气时，屈肘从胸前向下达到小腹前；呼气时，伸肘从小腹向上回复原位；连续呼吸吐纳3次。

本方法抻的是上肢和胸背部肌肉，以及手、足三阴及三阳经筋。

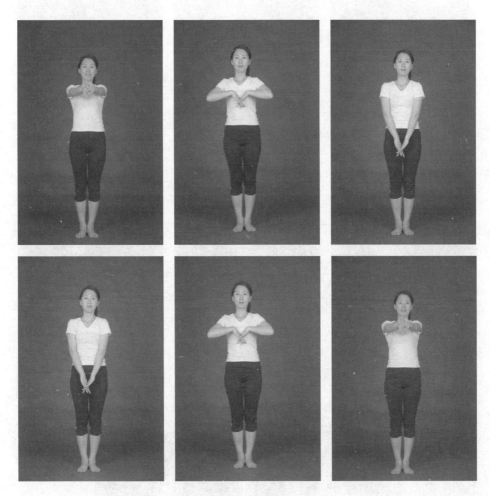

图5-90 反握回旋式

[健身功效]

（1）缓解上肢和胸背部肌肉疲劳所致的疼痛不适或麻木。

（2）增强上肢和背部肌肉的力量、关节活动度，以及韧带的韧性和血管弹性。

（3）预防背痛、上肢痛、肩周炎、网球肘和腕指部腱鞘炎的发生。

2. 顺逆推磨式（图5-91）

[操作]

（1）站立位。

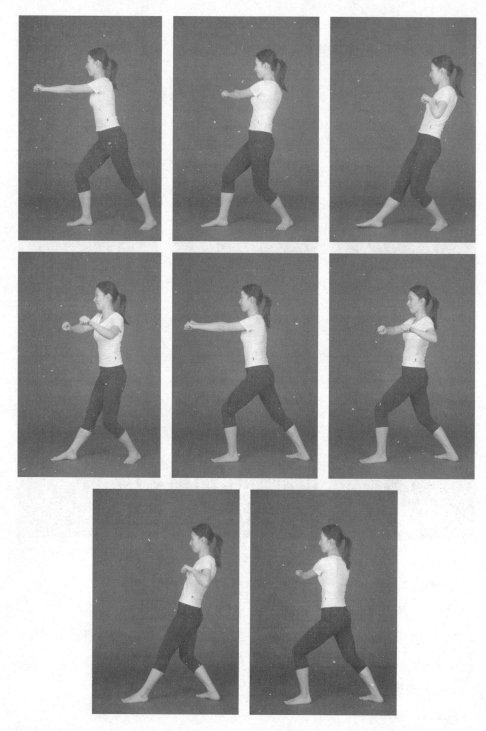

图5-91　顺逆推磨式

（2）左下肢在前屈曲，右下肢在后伸直，双手放在胸前，半握拳，就像推磨的姿势。

（3）向右按顺时针方向旋转推动；连续呼吸吐纳3次的时间。

（4）右下肢在前屈曲，左下肢在后伸直，双手放在胸前，半握拳，就像推磨的姿势。

（5）向左按逆时针方向旋转推动；连续呼吸吐纳3次的时间。

本方法抻的是全身肌肉和手、足三阴及三阳经筋。

[健身功效]

（1）缓解全身肌肉疲劳所致的疼痛不适或麻木。

（2）增强全身肌肉的力量、关节活动度，以及韧带的韧性和血管弹性，疏通全身经络气血。

3. 旱地划船式（图5-92）

[操作]

（1）站立位。

（2）右腿在前屈膝，左腿在后伸直，双手半握拳放在胸前。

（3）吸气时，身体前倾，两臂伸展向前推，呼气时，身体后仰、两臂屈曲向后拉，就像划船的样子；连续呼吸吐纳6次。

（4）左腿在前屈膝，右腿在后伸直，双手半握拳放在胸前。

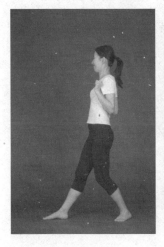 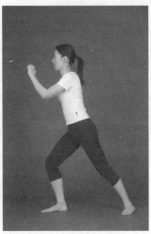 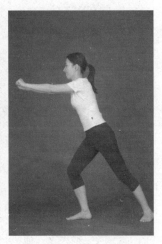

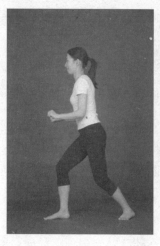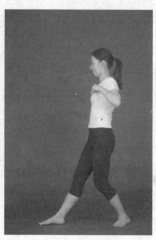

图5-92 旱地划船式

（5）吸气时，身体前倾，两臂伸展向前推，呼气时，身体后仰、两臂屈曲向后拉，就像划船的样子；连续呼吸吐纳6次。

本方法抻的是全身肌肉和手、足三阴及三阳经筋。

［健身功效］

同"顺逆推磨式"。

4. 胸腹环转式（图5-93）

［操作］

（1）站立位。

（2）双上肢向前伸直，十指交叉握紧，手背朝前。

（3）吸气时，上肢回收，掌心贴胸，达到最大限度保持；呼气时翻腕掌心向前，双上肢前伸。

（4）反复呼吸吐纳6次。

本方法抻的是上肢和胸背部肌肉和手、足三阴及三阳经筋。

［健身功效］

（1）缓解上肢和胸背部肌肉疲劳所致的疼痛不适或麻木。

（2）增强上肢和背部肌肉的力量、关节活动度，以及韧带的韧性和血管弹性，疏通全身经络气血。

（3）预防背痛、上肢痛、肩周炎、网球肘和腕指部腱鞘炎的发生。

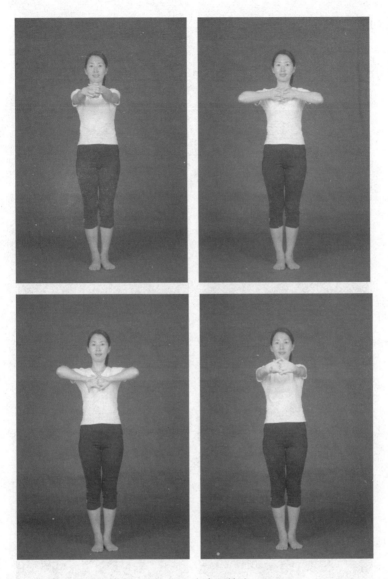

图5-93　胸腹环转式

5. 三向给力式（图5-94）

[操作]

（1）站立位。

（2）双上肢交叉、前伸，双拇指朝下，掌心相对，十指交叉。

（3）吸气时，屈肘、屈腕，保持到吸气的最大限度；呼气时，先回收到胸前，再向前伸展。

（4）连续呼吸吐纳6次。

本方法抻的是上肢和胸背部肌肉和手、足三阴及三阳经筋。

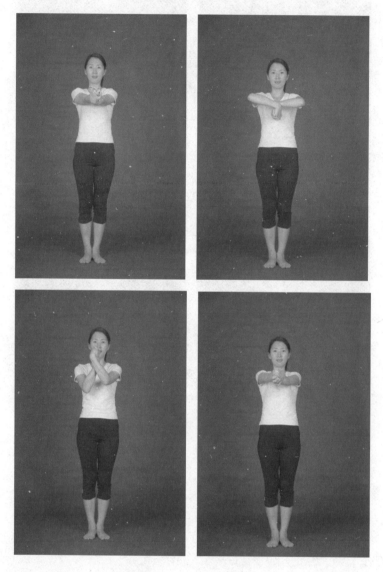

图5-94　三向给力式

[**健身功效**]

同"胸腹环转式"。

6. 双翅展缩式（图5-95）

[操作]

（1）站立位。

（2）双上肢向外平伸。

（3）吸气时，屈腕、屈肘、向下缩腋，形如小鸟缩翅；呼气时，伸腕、伸肘、向上开腋，形如小鸟展翅。

（4）连续呼吸吐纳6次。

本方法抻的是上肢、胸背部肌肉和手、足三阴及三阳经筋。

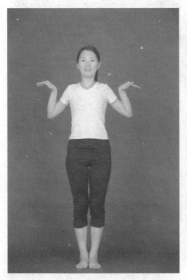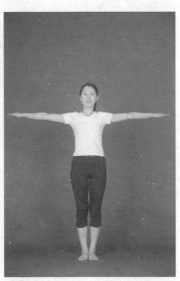

图5-95 双翅展缩式

[健身功效]

（1）缓解上肢和胸背部肌肉疲劳所致的疼痛不适或麻木。

（2）增强上肢和背部肌肉的力量、关节活动度，以及韧带的韧性和血管弹性，疏通全身经络气血。

（3）预防背痛、上肢痛和肩周炎、网球肘的发生。

7. 顺逆环转式（图5-96）

[操作]

（1）两腿稍分开站立位。

（2）双上肢向外平伸，手心向上。

（3）吸气时，双臂从胸前交错向下环转；呼气时，回到原位；连续呼吸吐纳3次。

（4）吸气时，双臂从腹前交错向上环转；呼气时，回到原位；连续呼吸吐纳3次。

本方法抻的是上肢、胸背部肌肉和手、足三阴及手三阳经筋。

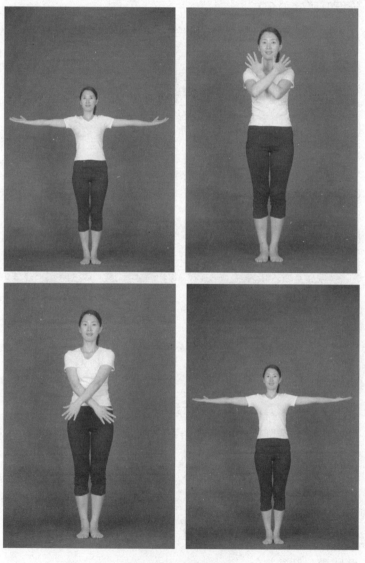

图5-96　顺逆环转式

[健身功效]

同"双翅展缩式"。

8. 开腋转腰式（图5-97）

[操作]

（1）站位，十指交叉放在脑后，挺胸，展开两腋。

（2）吸气时，身体向左转，达到最大限度保持；呼气时，转回原位；连续呼吸吐纳3次。

（3）吸气时，身体向右转，达到最大限度保持；呼气时，转回原位；连续呼吸吐纳3次。

本方法抻的是上肢、胸背部肌肉和手、足三阴及手三阳经筋。

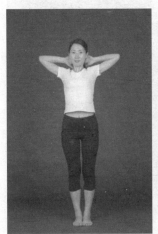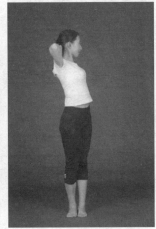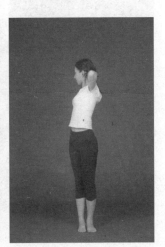

图5-97 开腋转腰式

[健身功效]

（1）缓解上肢和胸背部肌肉疲劳所致的疼痛不适或麻木。

（2）增强上肢和胸、背部肌肉的力量、关节活动度，以及韧带的韧性和血管弹性，疏肝解郁。

（3）预防背痛、上肢痛、肩周炎、胸椎间盘突出症和腰椎间盘突出症的发生。

9. 摸嘴掏兜式（图5-98）

[操作]

兜：口袋，此处指裤子的侧兜。

（1）坐或站立位，双上肢放在身体侧面。

（2）吸气时，屈肘，左手心从外向内转到嘴前；呼气时，左手翻转，手从胯外侧裤口袋处后伸；连续呼吸吐纳3次。

（3）吸气时，屈肘，右手心从外向内转到嘴前；呼气时，右手翻转，手从胯外侧裤口袋处后伸；连续呼吸吐纳3次。

本方法抻的是上肢、胸背部肌肉和手、足三阴及手三阳经筋。

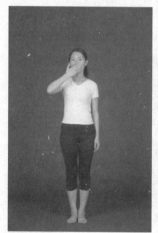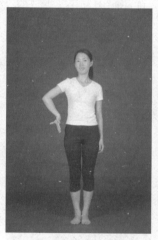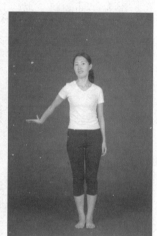

图5-98　摸嘴掏兜式

[健身功效]

（1）缓解上肢和胸背部肌肉疲劳所致的疼痛不适或麻木。

（2）增强上肢和背部肌肉的力量、关节活动度，以及韧带的韧性和血管弹性，疏通全身经络气血。

（3）预防背痛、上肢痛、肩周炎、网球肘的发生。

10. 掌心摩顶式（图5-99）

[操作]

（1）坐或站立位，屈肘抬臂过头，手心向下。

（2）自由呼吸，左手由内向外从头顶环转，连续3圈。

（3）自由呼吸，右手由内向外从头顶环转，连续3圈。

（4）自由呼吸，左手由外向内从头顶环转，连续3圈。

（5）自由呼吸，右手由外向内从头顶环转，连续3圈。

本方法抻的是上肢、胸背部肌肉和手、足三阴及手三阳经筋。

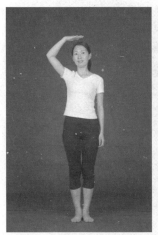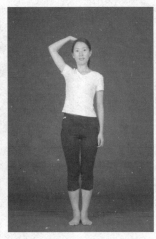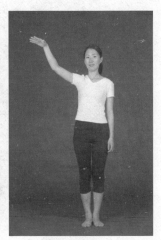

图5-99 掌心摩顶式

[健身功效]

同"摸嘴掏兜式"。

11. 腰胯回旋式（图5-100）

[操作]

（1）站立位，双手叉腰，双下肢稍分开。

（2）腰胯向左、向前、向右、向后回旋；连续3圈。

（3）腰胯向右、向前、向左、向后回旋；连续3圈。

本方法抻的是全身肌肉和手足三阴、三阳经筋。

[健身功效]

（1）缓解全身疲劳。

（2）增强全身肌肉力量、关节活动度，以及韧带的韧性和血管弹性，疏通全身经络气血，提高生活质量，健康长寿。

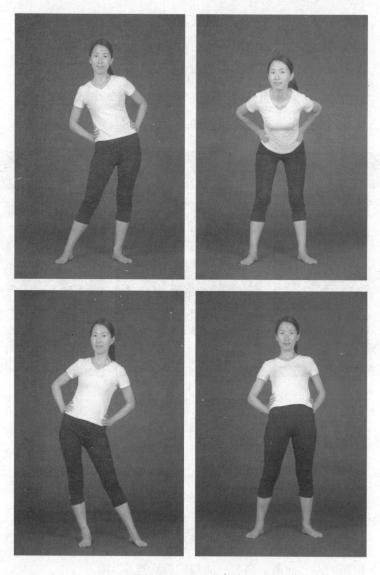

图5-100 腰胯回旋式

（3）预防颈椎病、肩周炎、腰椎间盘突出症、坐骨神经痛、股骨头缺血性坏死等多种疾病。

[注意]

抻筋要因人而异，量力而行，循序渐进，持之以恒，才能取得满意的效果。

第六节　针对症状的抻筋

一、经筋

经筋，可以简单地这样理解：经，是路线；筋，是骨骼肌；经筋，就是骨骼肌排列成的路线。这样的路线一共有12条，分别是：

手三阳经筋3条：手太阳经筋、手阳明经筋、手少阳经筋。

手三阴经筋3条：手太阴经筋、手厥阴经筋、手少阴经筋。

足三阳经筋3条：足太阳经筋、足阳明经筋、足少阳经筋。

足三阴经筋3条：足太阴经筋、足少阴经筋、足厥阴经筋。

十二经筋，是气血分布于肌肉、关节体系的重要通道。其主要作用是连接筋肉、骨骼，滑利关节屈伸活动，保持人体正常的运动功能。分布特点是，联属于十二经脉，循行走向都是从四肢末端走向头身，行于体表，不入内脏，结聚于关节骨骼部。

十二经筋的分布规律如下表（表5-1）：

表5-1　十二经筋分布规律表

经筋	起于	循行	止于
手三阳	手指	上肢背面	头部
手三阴	手指	上肢掌面	胸部
足三阳	足趾	下肢外侧面	面部
足三阴	足趾	下肢内侧面	腹部

循行于经筋的气血不通畅，就是经筋不通，除了造成所经过路线上的肌肉疼痛、挛紧外，还可以出现脏腑的症状（表5-2）。

表5-2 十二经筋不通的症状

经筋	不通的症状
手三阳	头、项、五官、咽喉、胸胁、腹、前后二阴的功能异常
手三阴	咽喉、心、肺、胸、胃、胁肋、上肢功能异常
足三阳	头项、五官、胃、肠、背、腰、下肢功能异常
足三阴	肝、脾、胃、胸、腹、妇科功能异常

二、对症抻筋

经筋不通出现的症状，轻微者可以抻特定部位的筋得到缓解；较重的需要专业医生治疗，抻特定部位的筋有辅助治疗、加快恢复的作用（表5-3）。

表5-3 轻微症状抻筋一览表

轻微症状	抻筋的术式
头、项、五官、咽喉、胸胁、腹、前后二阴的功能异常	侧前倾倒式，侧后倾倒式，侧耳寻肩式，颌胸顾盼式，坐井观天式，兜手摸肩式，双龙护颈式，抬肩够背式，蟒蛇转头式，小鸟啄肩式，劳燕分飞式，上倾下斜式，左旋右转式，握拳贯力式，蜷伸交替式，仰头觑天式，侧耳听风式，前瞻后顾式，上合下分式，分道扬镳式，反握回旋式，胸臀鱼游式，旱地划船式，胸腹环转式，三向给力式，双翅展缩式，顺逆环转式，开腋转腰式，摸嘴掏兜式，掌心摩顶式，顺逆推磨式
咽喉、心、肺、胸、胃、胁肋、上肢功能异常	抱颈缩背式，摸肩缩背式，胸挺指撑式，翻手摸背式，擎天一柱式，白蟒吐舌式，伸掌乞天式，内环外转式，外转伸腕式，童子拜佛式，劳燕分飞式，上倾下斜式，左旋右转式，指腹牴牛式，蜷伸交替式，反握回旋式，胸臀鱼游式，旱地划船式，胸腹环转式，三向给力式，双翅展缩式，顺逆环转式，开腋转腰式，摸嘴掏兜式，掌心摩顶式，顺逆推磨式

续表

轻微症状	抻筋的术式
头项、五官、胃、肠、背、腰、下肢功能异常	头肩争力式，颌胸顾盼式，抱肩缩胸式，抱胸扭转式，坐躬探足式，端坐攀天式，俯仰排浊式，立躬探足式，望云观天式，左倾右倒式，左顾右盼式，吸气挺身式，欠足够天式，挺胸伸腰式，弯腰顾盼式，伸臂缩胸式，收髋内转式，股胸相触式，伸腿殿后式，提踵引力式，前屈后蹬式，踵臀相触式，伸直贯力式，膝内脚外式，腿静髌动式，前弓后绷式，足底上勾式，坐位芭蕾式，脚掌相对式，足踝旋转式，时聚时分式，屈颈望胸式，项背仰屈式，仰卧侧拉式，仰卧扭转式，抱肩侧屈式，拉床旋转式，退避三舍式，抬腿勾脚式，后拉伸脚式，一反一正式，空蹬单车式
肝、脾、胃、胸、腹、妇科功能异常	俯仰排浊式，望云观天式，吸气挺身式，欠足够天式，弯腰顾盼式，展髋外转式，骑足外翻式，脚掌相背式，足踝旋转式，欠脚增高式，时聚时分式，颈背俯伸式，俯卧后伸式，拉床旋转式，肘撑挺腹式，退避三舍式，夹腿望天式，一曲一直式，上合下分式，分道扬镳式，膝髋双分式，空蹬单车式，反握回旋式，胸臀鱼游式，旱地划船式，胸腹环转式，三向给力式，双翅展缩式，顺逆环转式，开腋转腰式，摸嘴掏兜式，掌心摩顶式，顺逆推磨式

三、按五官与五脏的关系抻筋

五官与五脏对应，五官的症状，可以抻相应五脏的筋得到缓解；五脏的症状，也可以抻相应五官的筋得到缓解（表5-4）。

表5-4 按五官与五脏的关系抻筋一览表

五官	五脏	抻筋术式
眼	肝	瞋目揪睑式，面面俱到式，俯仰排浊式，望云观天式，吸气挺身式，欠足够天式，弯腰顾盼式，展髋外转式，骑足外翻式，脚掌相背式，足踝旋转式，欠脚增高式，时聚时分式，颈背俯伸式，俯卧后伸式，拉床旋转式，肘撑挺腹式，退避三舍式，夹腿望天式，一曲一直式，上合下分式，分道扬镳式，膝髋双分式，空蹬单车式，反握回旋式，胸臀鱼游式，旱地划船式，胸腹环转式，三向给力式，双翅展缩式，顺逆环转式，开腋转腰式，摸嘴掏兜式，掌心摩顶式，顺逆推磨式

续表

五官	五脏	抻筋术式
舌	心	捂嘴弄舌式，面面俱到式，抱颈缩背式，摸肩缩背式，胸挺指撑式，翻手摸背式，擎天一柱式，白蟒吐舌式，伸掌乞天式，内环外转式，外转伸腕式，童子拜佛式，劳燕分飞式，上倾下斜式，左旋右转式，指腹牴牛式，蜷伸交替式，反握回旋式，胸臀鱼游式，旱地划船式，胸腹环转式，三向给力式，双翅展缩式，顺逆环转式，开腋转腰式，摸嘴掏兜式，掌心摩顶式，顺逆推磨式
唇	脾	咧嘴伸颌式，面面俱到式，俯仰排浊式，望云观天式，吸气挺身式，欠足够天式，弯腰顾盼式，展髋外转式，骑足外翻式，脚掌相背式，足踝旋转式，欠脚增高式，时聚时分式，颈背俯伸式，俯卧后伸式，拉床旋转式，肘撑挺腹式，退避三舍式，夹腿望天式，一曲一直式，上合下分式，分道扬镳式，膝髋双分式，空蹬单车式，反握回旋式，胸臀鱼游式，旱地划船式，胸腹环转式，三向给力式，双翅展缩式，顺逆环转式，开腋转腰式，摸嘴掏兜式，掌心摩顶式，顺逆推磨式
鼻	肺	鼻翼分飞式，面面俱到式，抱颈缩背式，摸肩缩背式，胸挺指撑式，翻手摸背式，擎天一柱式，白蟒吐舌式，伸掌乞天式，内环外转式，外转伸腕式，童子拜佛式，劳燕分飞式，上倾下斜式，左旋右转式，指腹牴牛式，蜷伸交替式，反握回旋式，胸臀鱼游式，旱地划船式，胸腹环转式，三向给力式，双翅展缩式，顺逆环转式，开腋转腰式，摸嘴掏兜式，掌心摩顶式，顺逆推磨式
耳	肾	八戒揪耳式，面面俱到式，俯仰排浊式，望云观天式，吸气挺身式，欠足够天式，弯腰顾盼式，展髋外转式，骑足外翻式，脚掌相背式，足踝旋转式，欠脚增高式，时聚时分式，颈背俯伸式，俯卧后伸式，拉床旋转式，肘撑挺腹式，退避三舍式，夹腿望天式，一曲一直式，上合下分式，分道扬镳式，膝髋双分式，空蹬单车式，反握回旋式，胸臀鱼游式，旱地划船式，胸腹环转式，三向给力式，双翅展缩式，顺逆环转式，开腋转腰式，摸嘴掏兜式，掌心摩顶式，顺逆推磨式

四、按关节与五脏的关系抻筋

关节与五脏对应，关节的症状，可以抻相应五脏的筋得到缓解；五脏的症状，也可以抻相应关节的筋得到缓解（表5-5）。

表5-5　按关节与五脏的关系抻筋一览表

关节	五脏	抻筋术式
肩	肝	瞠目揪睑式，面面俱到式，俯仰排浊式，望云观天式，吸气挺身式，欠足够天式，弯腰顾盼式，展髋外转式，骑足外翻式，脚掌相背式，足踝旋转式，欠脚增高式，时聚时分式，颈背俯伸式，俯卧后伸式，拉床旋转式，肘撑挺腹式，退避三舍式，夹腿望天式，一曲一直式，上合下分式，分道扬镳式，膝髋双分式，空蹬单车式，反握回旋式，胸臀鱼游式，旱地划船式，胸腹环转式，三向给力式，双翅展缩式，顺逆环转式，开腋转腰式，摸嘴掏兜式，掌心摩顶式，顺逆推磨式
肘	肺、心	鼻翼分飞式，撮嘴弄舌式，面面俱到式，抱颈缩背式，摸肩缩背式，胸挺指撑式，翻手摸背式，擎天一柱式，白蟒吐舌式，伸掌乞天式，内环外转式，外转伸腕式，童子拜佛式，劳燕分飞式，上倾下斜式，左旋右转式，指腹牴牛式，蜷伸交替式，反握回旋式，胸臀鱼游式，旱地划船式，胸腹环转式，三向给力式，双翅展缩式，顺逆环转式，开腋转腰式，摸嘴掏兜式，掌心摩顶式，顺逆推磨式
髋	脾	咧嘴伸颌式，面面俱到式，俯仰排浊式，望云观天式，吸气挺身式，欠足够天式，弯腰顾盼式，展髋外转式，骑足外翻式，脚掌相背式，足踝旋转式，欠脚增高式，时聚时分式，颈背俯伸式，俯卧后伸式，拉床旋转式，肘撑挺腹式，退避三舍式，夹腿望天式，一曲一直式，上合下分式，分道扬镳式，膝髋双分式，空蹬单车式，反握回旋式，胸臀鱼游式，旱地划船式，胸腹环转式，三向给力式，双翅展缩式，顺逆环转式，开腋转腰式，摸嘴掏兜式，掌心摩顶式，顺逆推磨式
膝	肾	八戒揪耳式，面面俱到式，俯仰排浊式，望云观天式，吸气挺身式，欠足够天式，弯腰顾盼式，展髋外转式，骑足外翻式，脚掌相背式，足踝旋转式，欠脚增高式，时聚时分式，颈背俯伸式，俯卧后伸式，拉床旋转式，肘撑挺腹式，退避三舍式，夹腿望天式，一曲一直式，上合下分式，分道扬镳式，膝髋双分式，空蹬单车式，反握回旋式，胸臀鱼游式，旱地划船式，胸腹环转式，三向给力式，双翅展缩式，顺逆环转式，开腋转腰式，摸嘴掏兜式，掌心摩顶式，顺逆推磨式

五、按肌肉紧缩抻筋

肌肉紧缩引发的症状有一定的规律，抻这些肌肉可以缓解症状。主要有引发头颈部症状的3块肌肉、引发上肢症状的11块肌肉和引发腰腿症状的9块肌肉（表5-6~表5-8）。

表5-6　引发头颈部症状的3块肌肉

紧缩的肌肉	涉及的症状	抻筋术式
胸锁乳突肌	1. 头顶、头前部、面部、下颌、眼眶后部、吞咽时舌痛、眼上方、耳后、颞下颌关节以及三叉神经痛。 2. 头晕、恶心、听力下降甚至失聪、走路不稳甚至意外摔倒。 3. 眼花、眼充血、视力模糊、复视、过度流泪伴流涕、眼睑下垂或痉挛以及阅读时觉字迹跳动。 4. 鼻塞、流涕、喉内黏痰、持续干热或冷战、持续干咳以及压抑感	侧后倾倒式，坐井观天式
斜方肌	1. 上部引发的症状：枕部、颈部、颞部、眼眶后部、咬肌、下颌和牙齿疼痛，头晕和紧张性头痛。 2. 中部引发的症状：靠近脊柱两侧的区域疼痛或烧灼痛以及上臂背侧皮肤出现鸡皮疙瘩。 3. 下部引发的症状：以上头颈部症状、脊背僵硬、背部中段压迫性疼痛或烧灼痛以及肩胛骨突出	侧前倾倒式，颌胸顾盼式，抱肩缩胸式，抱胸扭转式，屈颈望胸式，仰卧侧拉式，仰卧扭转式
肩胛提肌	1. 颈、项部疼痛和僵硬。 2. 从沿肩胛骨内侧缘向肩或背部的放射痛。 3. 不能向患侧或健侧转动	头肩争力式，颌胸顾盼式，侧耳听风式，前瞻后顾式

表5-7　引发上肢症状的11块肌肉

紧缩的肌肉	涉及的症状	抻筋术式
斜角肌	肩、臂、手、胸部、背部广泛性疼痛，或麻木等感觉异常，以及颈肩掣痛、不安甚至抽动	侧耳寻肩式，侧耳听风式
喙肱肌	1. 三角肌前部、肱三头肌、前臂背侧以及手背区域疼痛，甚至关联到中指。 2. 上臂前部、前臂和手麻木。 3. 肩关节翻手摸背和上举过头受限	翻手摸背式

续表

紧缩的肌肉	涉及的症状	抻筋术式
肱二头肌	1. 肩、臂疼痛，甚至关联到头痛。 2. 肩胛骨区域有模糊的痛感，手臂无力。 3. 前臂旋前（手心向下）伸直手臂受限	伸掌乞天式
肱三头肌	1. 肩后部和肘外侧疼痛，还可关联至颈根或颈侧疼痛、闷痛、无力，活动受限。 2. 上臂背侧疼痛、闷痛、无力，活动受限，或前臂尺侧和手尺侧麻木。 3. 肘外侧及沿前臂外侧疼痛、闷痛或无力，活动受限。 4. 肘内侧及沿前臂内侧疼痛、闷痛或无力，活动受限。 5. 肘后部疼痛明显，不能触碰	双龙护颈式，小鸟啄肩式
菱形肌	1. 沿肩胛骨脊柱缘行走疼痛，休息时更明显。 2. 肩部活动时伴弹响声或嘎吱声	抱肩缩胸式
上后锯肌	1. 肩胛骨脊柱缘深部疼痛。 2. 肩、背、肘及腕手桡侧疼痛和（或）麻木。 3. 小指疼痛或胸痛，深呼吸和咳嗽时加剧	仰卧侧拉式，仰卧扭转式
冈上肌	1. 肩部外侧深部疼痛，可放射至上臂和前臂外侧，肘外侧，甚至腕关节深部。 2. 活动时肩关节内有咔嗒声或爆裂声，上举疼痛受限	同冈下肌
冈下肌	1. 肩前部疼痛，甚至关联到上臂、前臂、小指。 2. 后颈部以及肩胛骨内侧缘部疼痛、麻木或僵硬无力	兜手摸肩式
小圆肌	1. 肩后部疼痛。 2. 常放射至小指和环指麻木或针刺感	同冈下肌
肩胛下肌	1. 肩部深层严重疼痛，腕背侧持续疼痛。 2. 有时沿上臂背侧向下放射。 3. 肩关节各方向活动均受限，活动伴弹响	抬肩够背式
背阔肌	1. 手向前伸时，肩后部和肩胛下角周围疼痛。 2. 有时上肢内侧、手桡尺侧、环指和小指痛。 3. 向前伸或上举疼痛受限	抱肩缩胸式，抱胸扭转式，伸臂缩胸式，抬肩够背式，仰卧侧拉式，仰卧扭转式

表5-8 引发腰腿症状的9块肌肉

紧缩的肌肉	涉及的症状	抻筋术式
髂腰肌	1. 腰痛或肩胛骨下部至臀上部之间疼痛。 2. 腹股沟及股骨内侧部疼痛。 3. 妇科和男科症状。 4. 腹部腹直肌外缘以外深层，可触及与股直肌走行一致的圆形痛性硬物。仰卧、身体转向健侧时容易触及	望云观天式，吸气挺身式，欠足够天式，挺胸伸腰式，俯卧后伸式，肘撑挺腹式，夹腿望天式。
脊柱深层肌（横突棘肌）	1. 脊柱两旁深层疼痛。 2. 向腹部、臀部、尾骨部和下肢放射痛或麻木。 3. 类似脊椎和骶髂关节错位的临床表现 4. 类似腰椎间盘突出症的临床表现。 5. 类似骨性关节炎的临床表现。	左倾右倒式，左顾右盼式，退避三舍式
脊柱浅层肌（骶棘肌）	1. 脊柱两旁浅层疼痛、过敏或片状麻木，并伴全肌紧张（被称为背肌痉挛）。 2. 向颈部和臀部放射痛或麻木。 3. 单侧痉挛可致脊柱侧弯或椎间盘病变症状；双侧痉挛可致骶髂关节错位。 4. 可致心血管、呼吸、消化等系统症状	坐躬探足式，端坐攀天式，立躬探足式，左倾右倒式，左顾右盼式，欠足够天式，项背仰屈式，仰卧够脚式
下后锯肌	1. 局部疼痛，易被误认为是肾脏不适。 2. 肌肉紧缩，致前屈、旋转受限。 3. 可致所谓"闪腰岔气"症状	拉床旋转式
腰方肌	1. 腰侧疼痛，活动和腹压增加时加重。 2. 可放射至髋、臀、骶髂关节、腹股沟和大腿下部。 3. 可引发坐骨神经痛，和骶髂关节错位	立躬探足式，左倾右倒式，左顾右盼式，抱肩侧屈式
臀大肌	1. 局部、尤其是骶骨和髂骨附着点疼痛。 2. 可放射至骶部、臀外侧、尾骨和臀沟和坐骨神经疼痛，坐位较重、活动减轻	收髋内转式，提踵引力式
臀中肌	1. 腰、臀部疼痛，腰、髋活动受限，跛行及不能患侧侧卧。 2. 可放射至髂嵴后部、骶骨背面。 3. 挛缩可致骨盆前倾	提踵引力式

续表

紧缩的肌肉	涉及的症状	抻筋术式
臀小肌	同臀中肌，但更深在和持续	提踵引力式
梨状肌	1. 腰臀部疼痛及放射至下肢疼痛和麻木。 2. 可扭曲骶髂关节致骶骨倾斜，出现双下肢不等长、跛行。 3. 压迫神经，可致下肢疼痛、麻木、刺痛、烧灼感、过度敏感等感觉异常。 4. 压迫或牵拉神经，可致臀部和下肢肿胀感，腹股沟、阴部及直肠疼痛，男、妇科症状以及臀肌萎缩	同臀中肌

参 考 文 献

［1］王玉德，杨昶.中华神秘文化书系：神秘文化典籍大观［M］.南宁：广西人民出版社，2004.

［2］陈复平，李强.亚健康概论［M］.北京：中国轻工业出版社，2004.

［3］田德禄，蔡淦.中医内科学［M］.2版.上海：上海科学技术出版社，2013.

［4］钱乐天.医学传心录［M］.石家庄：河北人民出版社，1959.

［5］杨力.周易与中医学［M］.北京：北京科学技术出版社，1994.

［6］明·杨继洲.针灸大成［M］.北京：人民卫生出版社，2006.

［7］王剀锵.补氧不生病［M］.长沙：湖南人民出版社，2009.

［8］孔繁祥.大病预防先除湿热毒［M］.长春：吉林科学技术出版社，2013.

［9］田纪钧.氧健康——雾霾下的养生秘笈［M］.北京：北京出版社，2015.

［10］田纪钧.抻筋［M］.北京：北京出版社，2012.

后 记

现代人群中亚健康的比例逐年提升，警示我们要把医疗卫生工作的重点从治疗患病人群转到亚健康人群上来。

中医学"不治已病治未病"的认识正符合这个观点；而中医调疾、治未病的方法，也在千百年的临床实践中不断丰富提升，行之有效。抛砖引玉，使读者窥见一斑，就是本书写作的初衷。

在本书编写过程中，弟子董正强、肖峰、金鑫、李春莲、董正宝等参与了部分章节文字的校对工作，工作室于红亮等同仁对文字、图片、影像的制作做了大量工作，付出了辛勤的劳动，在此付梓之际，特向他们表示衷心的感谢！

田纪钧

2018年10月20